La gimnasia de la eterna juventud

Guía fácil de Qi Gong

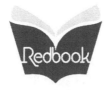

Yves Réquéna

La gimnasia
de la eterna juventud

Traducción de José Antonio Bravo

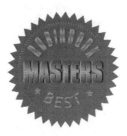

Título original: *À la découverte du Qi Gong*
© Éditions de la Maisnie
© Redbook Ediciones, s. l., Barcelona
Diseño de cubierta: Regina Richling
Fotografía de cubierta: iStockphoto
ISBN: 978-84-9917-393-1
Depósito legal: B-12-105-2016
Impreso por Sagrafic, Plaza Urquinaona, 14 7º 3ª,
08010 Barcelona

Impreso en España - *Printed in Spain*

1. Qi Gong, ¿para qué?

*L*a gimnasia china Qi Gong se funda en el movimiento sin esfuerzo muscular y sin aceleración cardíaca. Al contrario, la respiración se vuelve más lenta. En esto se opone a la gimnasia occidental, pues en Occidente la gimnasia y el deporte se fundan en el esfuerzo muscular, el consumo de oxígeno. La actividad de la bomba cardíaca se multiplica en el decurso del ejercicio debido a la aportación de sangre hacia los músculos, y se traduce en la aceleración del pulso y de la respiración; el efecto del entrenamiento consiste en habituar el corazón para que resista los esfuerzos. La sobreoxigenación y el esfuerzo suscitan la transpiración y, por consiguiente, la eliminación de toxinas. El esfuerzo principal se dirige a desarrollar la flexibilidad, la musculación y el fondo.

Hoy sabemos que la sobreoxigenación produce radicales libres, lo cual favorece la degeneración celular y el envejecimiento prematuro. Los atletas de alta competición «no llegan a viejos»; a los demás se les aconseja la práctica del deporte con moderación.

Vamos descubriendo asimismo que los adeptos a la gimnasia oriental son más longevos y además de alcanzar una edad muy avanzada, conservan la flexibilidad y un perfecto estado de salud.

Se concibe, pues, la posibilidad de combinar con inteligencia y armonía las artes físicas de Occidente con la gimnasia energética del Oriente.

El Qi Gong es útil a todas las edades:

◆ En el niño, servirá fundamentalmente para desarrollar el esquema corporal, es decir para alcanzar una mejor orientación espacial de todas las partes de su cuerpo. La práctica de Qi Gong en pequeñas dosis, en función de la paciencia y las posibilidades del niño, le ayudarán a fortalecer su capacidad de atención y le iniciarán en el conocimiento interior de su organismo, derivado de las sensaciones propioceptivas y no sólo del mero saber libresco.

◆ En el adulto sedentario, Qi Gong devuelve suavemente la flexibilidad a las articulaciones, fomenta la circulación de la energía (el Qi) sin necesidad de transpirar ni de fatigarse, y por consiguiente mejora la salud.

◆ En los deportistas y los adolescentes, Qi Gong mejora la resistencia, tonifica las estructuras osteoarticulares y comunica potencia al esfuerzo muscular intenso y breve. Además, fortalece la capacidad de concentración y sirve para visualizar el gesto perfecto del atleta, o su gesto de máximo rendimiento.

◆ En las personas de edad madura, cuyas aptitudes físicas empiezan a disminuir, cuando la resistencia ya no es lo que era, e incluso en los verdaderamente ancianos, Qi Gong es todavía más favorable; a las edades en que los anquilosamientos y las artrosis hipotecan las aptitudes físicas de motilidad, o cuando el sistema cardiovascular empieza a desfallecer, o se debilita la respiración (enfisema, bronquitis crónica, anginas de pecho y secuelas de infartos anteriores), e incluso cuando las dolencias de tipo reumático han incapacitado físicamente y condenado a quien las padece a moverse en silla de ruedas o con la ayuda de un bastón, todavía el Qi Gong puede ser la tabla de salvación, el único camino válido (y en cualquier caso, el único potente y de eficacia rápida) para la rehabilitación orgánica, la fuente de nuevas sensaciones de bienestar, la posibilidad de rehacerse y de retrasar el envejecimiento.

◆ A los enfermos, Qi Gong les ayuda a recuperar la energía vital desgastada, consumida en la lucha contra la enfermedad, y les permite reparar los estragos de ésta. Está científicamente demostrado que Qi Gong estimula los mecanismos inmunitarios y favorece la reparación de los tejidos inflamados o que han iniciado el proceso degenerativo. Qi Gong sosiega los nervios, relaja y trata la angustia, el insomnio y la depresión.

◆ En el adulto que se halla en plena posesión de sus fuerzas, deportista o no, artista, intelectual o investigador, Qi Gong potencia la autorrealización, la revelación de las potencialidades individuales. De pronto, la obra de un pintor contendrá entonces una profundidad nueva que antes no se le conocía. Los orientales combinan la práctica del Qi Gong con el arte de la caligrafía. El lenguaje gestual del bailarín cobra una luminosidad nueva, una gracia peculiar, cuando la energía rellena el movimiento y el movimiento repone la energía. Los cantantes practican Qi Gong para depurar la voz; el pensador, para aumentar la potencia de su intelecto; el buscador de la verdad, para hallar el camino.

Qi Gong no es un fin, es sólo un medio. Y ese medio todos pueden utilizarlo, servirse de él para mejorarse o superarse a sí mismos.

En el adulto sano, practicar Qi Gong viene a ser como cepillarse los dientes o ducharse todos los días. Puesto que lavamos nuestro cuerpo, ¿no lavaremos también nuestra energía? Qi Gong lava, limpia, depura la energía individual. Es como darse una ducha interior, una ducha de luz. Tendremos entonces la impresión de hallarnos interiormente limpios, menos plúmbeos o pesados, más armoniosos, más transparentes. También la mirada parece más limpia, como si hubiéramos pasado por nuestros ojos el limpiaparabrisas. Pero hay más, y es que la misma sensación de limpieza se reproduce sutilmente a nivel de corazón y de cerebro, es decir en el plano de las emociones, de la atención y de la conciencia.

Estas sensaciones de regeneración, cultivadas con regularidad, son la marca, la etiqueta, la prueba sensible del retraso del envejecimiento que está instaurándose y surtiendo efectos en nuestro cuerpo.

Llegar a viejo quizá no sea lo que más importa, sino vivir tanto como sea posible en condiciones de óptima forma física exterior e interior, así como psíquica, emocional y espiritual. Ese desafío tal vez valga la pena recogerlo.

¿Cómo se explican esos resultados?

¿Cómo los pondremos en aplicación?

Éstos son los temas que vamos a desarrollar en el presente libro.

2. Origen del Qi Gong, la gimnasia china de la energía

*E*n chino Qi Gong significa «dominio de la energía», «disciplina de la energía». Hoy le llaman «la gimnasia china de la energía» pero no olvidemos que se trata de una gimnasia compuesta de movimientos realizados «a cámara lenta», y además no se trata sólo de movimientos, puesto que Qi Gong incluye también posturas estáticas, en pie o sentados, como se hace para los ejercicios de concentración y de visualización.

El origen de Qi Gong se pierde en la noche de los tiempos. Originario del Imperio del Centro, tendrá por lo menos cinco mil años.

En los albores de la humanidad muchos pueblos recibieron o idearon técnicas corporales especiales. El Islam, los incas, los egipcios, los indios y los chinos son ejemplos de civilizaciones que desarrollaron sistemas de ejercicio físico, en los cuales hallamos, por cierto, algunas semejanzas, pese a la diversidad de sus orígenes.

Para comprender por qué es así, imaginemos aquellas épocas remotas en que el hombre vivía en el seno de la naturaleza, unido a ella hasta el punto de ser capaz de comunicar con sus elementos, el agua, el fuego, la montaña, el río, el Sol, la Luna, las estrellas, los árboles. Nosotros, los urbanícolas civilizados, apenas somos capaces de concebir ese vínculo perdido con el mundo natural, salvo durante las escapadas ocasionales en que un paseo por el bosque nos permite sentirnos invadidos de una especie de euforia. Pues bien, esa alegría indefinible es la momentánea recuperación de las vivencias del hombre inmerso en su entorno familiar. Y entonces nos damos cuenta de lo que hemos perdido.

Retrotraigámonos ahora cinco mil años atrás y representémonos cuáles serían los poderes del hombre que nacía, vivía y moría en la naturaleza. Quien como yo haya tenido experiencias, conversaciones con los chamanes de la selva amazónica, o en el desierto del Sájara, o en las cordilleras del Asia central, comprenderá sin mayores dificultades cuál era el estado de gracia del hombre natural. Qi Gong nació de ese poder, de la sabiduría natural, del instinto prístino en estado salvaje, de la condición pura y no contaminada del cuerpo y el espíritu.

¿Qué puede aportarnos Qi Gong hoy?

Qi Gong procura una decontracción del cuerpo, dado que los movimientos son lentos, relajados y suaves. Dicha decontracción profundiza la mayor lentitud respiratoria. En este estado tendremos oportunidad de percibir el interior de nuestro cuerpo, y de conectarnos con lo exterior, con la naturaleza.

Mediante el ejercicio regular irá amplificándose la capacidad de captar los seres, el mundo y la energía del universo.

La práctica habitual de Qi Gong nos permite desarrollar una percepción sutil del entorno y recuperar la capacidad, dormida en nuestro interior, de sentir la naturaleza, las estrellas, el Sol, la tierra y el cielo, de alimentarnos con su energía.

¿Es necesario, por consiguiente, practicar Qi Gong al aire libre, en plena naturaleza?

Tal es indudablemente la circunstancia más idónea para practicarlo, pero no resulta indispensable. La práctica regular inscribe en nosotros los reflejos de la sensibilidad que nos conecta al entorno, con la Tierra así como con el Cielo, por lo cual resulta posible el entrar en conexión con el Universo entero a pesar de todo e incluso si practicamos en un gabinete de un inmueble en pleno centro urbano, con las ventanas cerradas o en una habitación de hospital.

Qi Gong se funda en un conocimiento del hombre y de la naturaleza que deriva a su vez de la sabiduría taoísta.

En esta filosofía la Naturaleza se considera como una gran perfección en cuyo seno actúan diversas fuerzas opuestas y complementarias, como el yin y el yang.

Hecho a imagen y semejanza de ella, el hombre también contiene aspectos yin y yang, y vive entre la Tierra, que es yin, y el Cielo, que es yang.

3. El yin y el yang

*L*os conocimientos de la antigua China se identifican con el desarrollo del taoísmo: la filosofía, la espiritualidad, seguidas de una religión evolucionada y también la gran medicina tradicional y la acupuntura.

Los taoístas consideran que el universo nace del vacío, de la nada, gracias a un principio dinámico llamado *tai ji*, el cual contiene dos fuerzas primarias, el yin y el yang, que se alternan de manera complementaria y contrapuesta (fig. 1). En el dominio de la realidad del mundo, del universo, el yin y el yang sirven de símbolos o puntos de referencia para clasificar los fenómenos sensibles. Todo lo manifiesto que se observa responde a esa polarización, sin excepciones. Así hallamos la misma polarización en el cuerpo humano. Su parte superior y la cabeza son yang, los pies son yin. La parte superior del tronco, el pecho, son yang, la parte inferior, el bajo vientre a partir

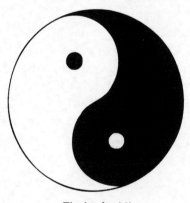

Fig 1: *el tai ji*

EL YIN Y EL YANG EN EL COSMOS			
Yin	**Yang**	**Yin**	**Yang**
Pesado	Ligero	Mujer	Hombre
Material	Inmaterial	Noche	Día
Reposo	Movimiento	Medianoche	Mediodía
Desaparición	Aparición	Frío	Calor
Profundidad	Superficie	Hielo	Vapor
Interior	Exterior	Opaco	Transparente
Hueco	Relieve	Derecho	Izquierdo
Oculto	Aparente	Abajo	Arriba
Débil, frágil	Fuerte, sólido	Oscuro	Luminoso
Luna	Sol	Agua	Fuego

Tabla I

del ombligo, son yin. El lado izquierdo del cuerpo es yang, el lado derecho es yin. La parte anterior del cuerpo es yin, porque en la postura fetal esa parte se repliega sobre sí mismo y queda protegida, interior, mientras que la espalda es yang porque permanece descubierta, exterior. El cuerpo humano contiene órganos arriba, en medio y abajo; y también contiene entrañas o vísceras huecas, por donde transitan los alimentos que nos nutren u otras materias.

Los órganos son yin, las entrañas son yang; pero entre los órganos, el corazón, como está más arriba, es más yang, los riñones, que están abajo, más yin.

También los sexos se someten a esta polaridad; el femenino es yin y el masculino es yang, aunque sería más exacto decir que el hombre tiene polaridad dominante yang y la mujer yin, puesto que cada uno en el interior de su propio organismo se halla en equilibrio.

En efecto, según la concepción china de la salud el yin y el yang del cuerpo deben equilibrarse, hallarse en igual cantidad, de lo contrario habrá una enfermedad. Y si llegase a desaparecer la totalidad del yin o la totalidad del yang, sería la muerte.

El discurso chino matiza todavía más, sin embargo, pues observa que algunos hombres manifiestan una energía muy marcadamente yin, y de entre las mujeres algunas también son notablemente yang.

En el organismo, la energía yang es la que estimula las funciones, acelera el corazón y el metabolismo, hace subir la temperatura y agiliza todos los ritmos. La energía yin es la que se manifiesta por

EL YIN Y EL YANG EN EL SER HUMANO			
Yin	**Yang**	**Yin**	**Yang**
Mujer	Hombre	Catabolismo	Anabolismo
Parte inferior	Parte superior	Órganos	Entrañas
Pies	Cabeza	Corazón	Intestino
Bajo vientre	Tórax		delgado
Lo anterior	Lo posterior	Hígado	Vesícula biliar
Lado derecho	Lado izquierdo	Bazo	Estómago
Parte	Parte	Riñones	Vejiga
interior	exterior	Pulmones	Intestino grueso
profunda	expuesta y piel		

Tabla II

la moderación, hace más lento el latido cardíaco y los metabolismos, disminuye la temperatura, etc.; es evidente la semejanza con los equilibrios entre anabolismo y catabolismo, o entre simpático y parasimpático.

O dicho de otro modo, la ecuación de equilibrio entre el yin y el yang no es sólo el justo reparto de la circulación de energía entre la parte alta y la baja, lo interior y lo exterior, la izquierda y la derecha, lo frontal y lo posterior, sino un conjunto de factores más complejo en el que entran en juego todos los órganos y las entrañas para formar la polaridad yin y yang personal de cada uno.

Todo el arte de Qi Gong consiste en respetar la polaridad corporal en yin y yang, que responde a la polaridad de la propia naturaleza.

Para tomar un ejemplo, si el corazón es yang y el Sol también lo es, al captar la energía yang solar y transmitirla al órgano fortaleceremos, además de la parte yang del corazón, el cual es a su vez el órgano más yang del cuerpo, también el yang general del organismo. Este objetivo se cumple por medio del ejercicio taoísta llamado «la tortuga se alimenta de la energía yang» (fig. 2).

Otro ejemplo, los riñones son yin y están en relación con la Luna. Captar la energía lunar y encaminarla hacia los riñones va a favorecer considerablemente la actividad de los riñones. Existe una meditación o concentración que consiste en «conectar» con la energía de la luna, captarla y absorberla en los riñones.

Tomemos un tercer ejemplo mucho más general: si lo alto del cuerpo es yang y lo bajo yin, si el lado izquierdo es yang y el derecho yin, y si delante es yin y detrás es yang, entonces determinados movimientos de Qi Gong, ejecitados con cierta concentración y combinados con el desplazamiento del cuerpo que cambia de dirección en el espacio, por ejemplo de sur, que es yang, a norte, que es yin, pasando por el este y el oeste que son rumbos intermedios, nos permitirá repartir armoniosamente la energía por todas las partes del cuerpo y, por consiguiente, armonizar el yin y el yang dentro de nosotros mismos.

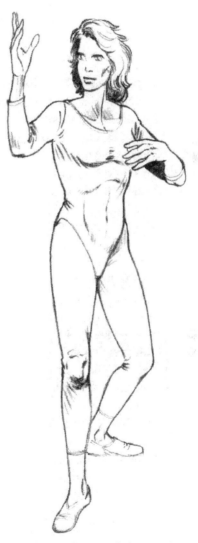

Fig. 2: *La tortuga se alimenta de la energía yang*

4. Los cinco elementos

*L*os chinos de la antigüedad observaron el cosmos y descubrieron, además del sistema solar, las 108 constelaciones. Todas sus interacciones se sintetizan en un sistema de cinco variables, las cuales corresponden a los planetas del sistema solar siguientes: Júpiter, Marte, Saturno, Venus y Mercurio.

Este sistema de los cinco elementos cósmicos, en la naturaleza responde a las orientaciones del espacio, las estaciones del año, las partes del día, y los climas, y en el hombre, a diversos órganos y vísceras que se clasifican así con arreglo a sus correspondencias (tabla III).

Por cuanto el Qi Gong se funda en los conocimientos tradicionales chinos sobre el cuerpo humano, las nociones descritas pasaron a integrarse en la práctica, desde hace muchos siglos, por obra de los grandes sabios taoístas que fueron además médicos.

Cuando el hígado enferma, por ejemplo, aconsejan al sujeto ciertos movimientos que tienden a liberar dicho órgano, que ayudan a drenarlo y regularlo. Cabe citar el del «águila que despliega sus alas»; el paciente de pie mueve los brazos como si estuviera nadando de espalda, aunque el movimiento se acompaña además de una ligera rotación del busto «para dejar que pase el ala del águila» (fig. 3).

Otra manera de estimular el órgano consiste en efectuar determinados gestos para expulsar la energía contaminada, la energía viciada, por el procedimiento de pronunciar el sonido que le corresponde y que restablece su integridad. En el ejemplo, se trata del sonido SHU; por tanto, acompañamos el gesto adecuado con la emisión de dicho sonido; incluso podemos tratar de visualizar, durante la fase de exha-

	MADERA	FUEGO	TIERRA	METAL	AGUA
Víscera	Hígado y vesícula biliar	Corazón e intestino delgado	Bazo y estómago	Pulmón e intestino grueso	Riñón y vejiga
Color	verde	rojo	amarillo	blanco	negro
Sentimiento	cólera	alegría	pensamiento	tristeza	miedo
Órgano de los sentidos	el ojo	la lengua	los labios	la nariz	las orejas
Sentido	la vista	el gusto	el tacto	el olfato	el oído
Planeta	Júpiter	Marte	Saturno	Venus	Mercurio
Sonido	SHU	JE	HO	SI	CHOEI

Tabla III: *Correspondencias de los cinco elementos*

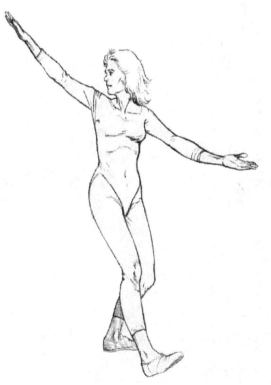

Fig. 3: *El águila despliega sus alas*

17

lación del aire, el color verde que emana del órgano y elimina los miasmas acumulados. En otros ejercicios utilizaremos los ojos, que guardan correspondencia con el hígado, o invocaremos la energía planetaria de Júpiter.

Sin llegar a tantas complicaciones, conviene saber que la visualización más eficaz es siempre la más sencilla: el gesto, el movimiento. Teniendo en cuenta, por ejemplo, que tal gesto o tal movimiento actúa sobre el hígado más que sobre otros órganos, porque estira o activa el meridiano del hígado.

5. Los meridianos de acupuntura

*L*a historia de la anatomía humana explica el desarrollo de nuestra medicina occidental. Véase el corazón, ese músculo que bombea la sangre, véanse los pulmones, que sirven para captar el oxígeno y eliminar el anhídrido carbónico, los músculos, gracias a los cuales nos movemos y desplazamos, los huesos, que constituyen el soporte de todo ello, los nervios, que gobiernan los movimientos y el funcionamiento de las vísceras que, como el intestino, el hígado, la vesícula, el páncreas, el colon, asimilan los principios nutrientes de la alimentación y evacuan los sobrantes, heces y orina. ¿Es eso nuestro cuerpo? Sí... pero hay más.

La disección de un cadáver no permite observar los meridianos de acupuntura, porque son invisibles. Ni tampoco se ven los puntos de acupuntura en la piel, ni en los órganos internos las conexiones entre los unos y los otros por medio de los meridianos. El corazón y el intestino delgado están unidos por un meridiano interno, y lo mismo los pulmones y el intestino grueso. Esto no lo supieron Hipócrates ni los médicos griegos; sin embargo lo enseñaron así los chinos (figs. 4 a 15).

La acupuntura es uno de los sistemas médicos más antiguos del mundo, puesto que tiene más de 5.000 años, pero sigue siendo uno de los más vigorosos porque todos los días gana adeptos y no sólo en Oriente sino también en Occidente, en Europa, los Estados Unidos y Australia. En Barranquilla, pequeña ciudad de Colombia a orillas del Caribe, célebre por su carnaval, se cuentan nada menos que trece acupuntores.

Son también cada vez más numerosos en México, en California, Nueva York, Sidney, París, Marsella, Roma y Madrid. La

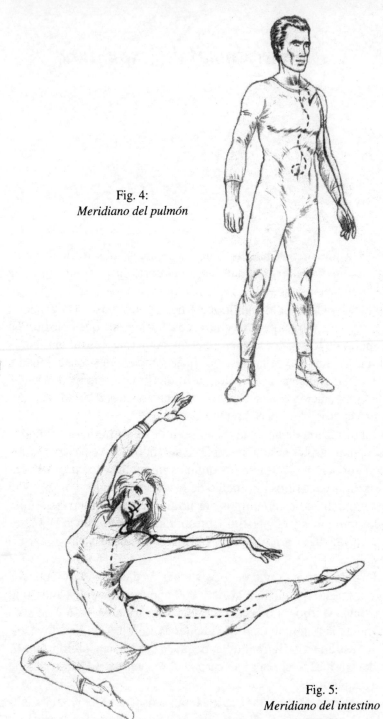

Fig. 4:
Meridiano del pulmón

Fig. 5:
*Meridiano del intestino
grueso*

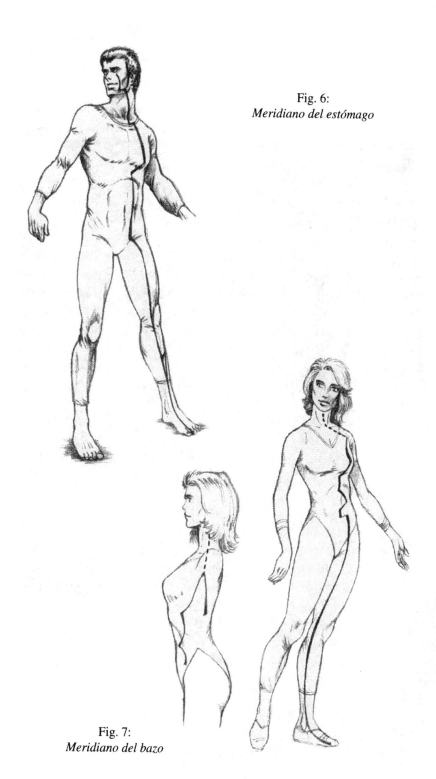

Fig. 6:
Meridiano del estómago

Fig. 7:
Meridiano del bazo

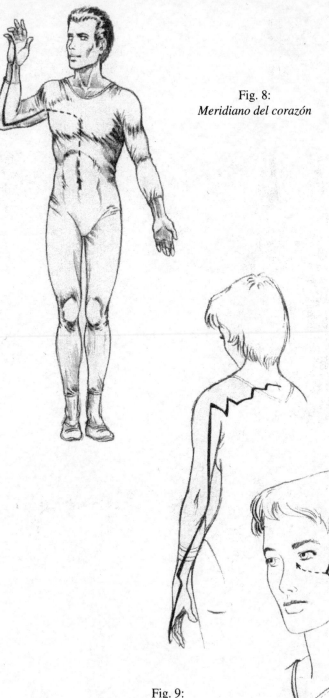

Fig. 8:
Meridiano del corazón

Fig. 9:
Meridiano del intestino delgado

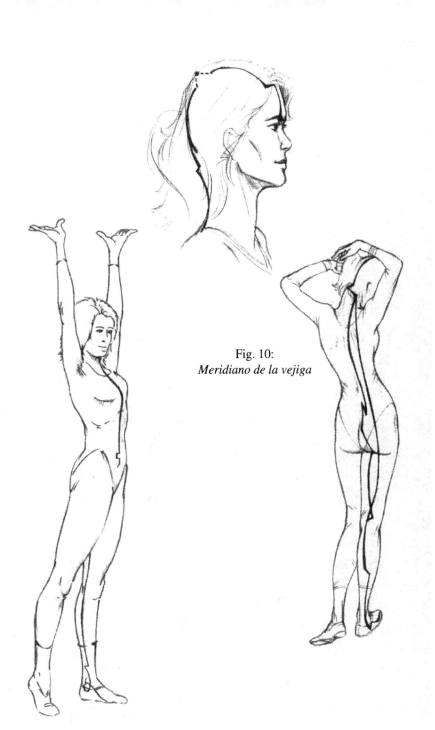

Fig. 10:
Meridiano de la vejiga

Fig. 11:
Meridiano del riñón

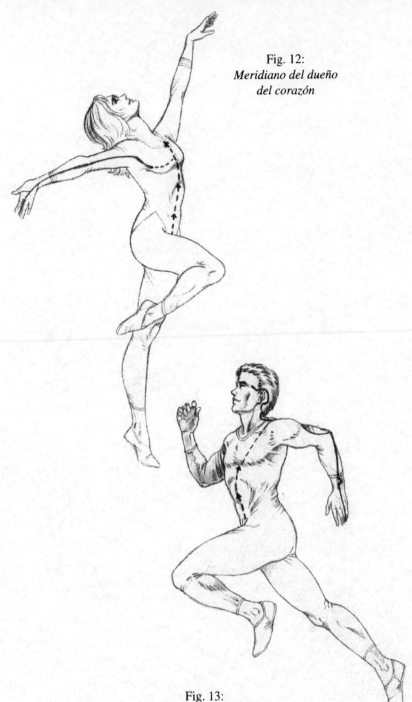

Fig. 12:
*Meridiano del dueño
del corazón*

Fig. 13:
Meridiano del triple calorífero

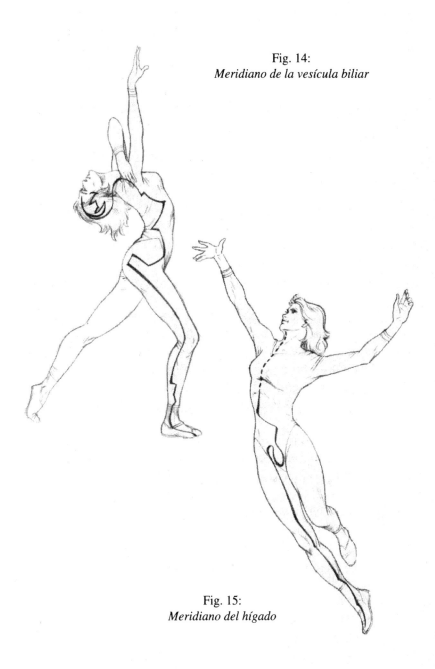

Fig. 14:
Meridiano de la vesícula biliar

Fig. 15:
Meridiano del hígado

acupuntura penetra actualmente en África y en la Amazonia, el Brasil, Argentina, Chile. Toda América latina cuenta con incontables acupuntores que prestan valiosos servicios a la población de esos países inmensos y económicamente débiles.

El éxito es para asombrar, si tenemos en cuenta que ningún laboratorio farmacéutico, ningún *lobby* multinacional patrocina ese desarrollo, antes al contrario...

¿A qué se debe tal éxito?

La respuesta más inmediata es también la más sencilla: a su eficacia. Si la acupuntura no fuese eficaz habría caído en el olvido hace mucho tiempo. Esa eficacia se demuestra en espectaculares anestesias que permiten intervenciones quirúrgicas de tiroides, de vientre, de los huesos, e incluso cesáreas. ¿Cuál es el principio de la anestesia por acupuntura? Se pinchan ciertos puntos de los meridianos para inundar de energía la región a anestesiar, y se «paraliza» o «congela» al mismo tiempo esa energía. El cirujano procede, y el paciente no se da cuenta de nada.

Pero también se pone de manifiesto en el tratamiento de las más diversas afecciones: torceduras, luxaciones, tendinitis, artrosis, neuralgias, ciática, jaqueca, zona, alergias, espasmofilia, nerviosismo, angustia, insomnio, colitis, asma, zumbidos de oído, esterilidad, impotencia, varices, hemorroides, estreñimiento, parálisis facial, etc.

¿En qué consiste la acción de la acupuntura ante estas enfermedades?

Se trata de regular la energía. Ante todo, el acupuntor establece un diagnóstico, y éste afecta a las localizaciones de la energía, que puede hallarse en defecto, o excesivamente pletórica en los meridianos, sobreelevada o bloqueada en los órganos interiores, o estancada en tal o cual red superficial del organismo.

También Qi Gong se funda en esas redes de acupuntura. Muchos de sus ejercicios se han concebido para estirar, contraer, liberar, dar permeabilidad o reforzar los meridianos con objeto de facilitar la circulación de la energía a través de sus redes.

En los movimientos el gesto puede ser «redondo» o «angular».

Si el gesto es «angular», la flexión o la extensión del miembro o de la articulación será definida, bien caracterizada y forzada, obedeciendo a los mismos principios que el *stretching* y ciertos ejercicios de yoga. El efecto de tal ejercicio en Qi Gong sería el mismo. Imaginemos la postura de flexión del tronco sobre las piernas, estando el sujeto de pie, para sujetarse los tobillos con ambas manos y llegar a

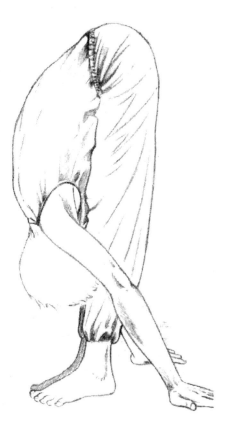

Fig. 16: *Esta postura es común al yoga y a Qi Gong*

apoyar la frente en las rodillas: hay extensión de todos los músculos de la espalda, de la cara posterior de los muslos y de las pantorrillas, con las rodillas bien tensas (fig. 16).

Pero Qi Gong aporta además el conocimiento de los trayectos de los meridianos, lo cual nos permite saber que la postura estira el meridiano de la vejiga y encoge el del riñón, cuyo par de meridianos se asocia al elemento AGUA, al frío, a los funcionamientos renal, cerebral y espinal, a la columna vertebral, al nervio ciático, a los senos nasofrontales, al sueño, etc. (fig. 17).

Por consiguiente, la práctica de este ejercicio con buen conocimiento de causa implica una verdadera elección y un cierto estado de espíritu para lograr determinadas posturas con la finalidad específica de cuidar o de mejorar la salud teniendo en cuenta el fabuloso acervo de conocimientos de la acupuntura.

No se necesita ninguna concentración especial para practicar el gesto «angular».

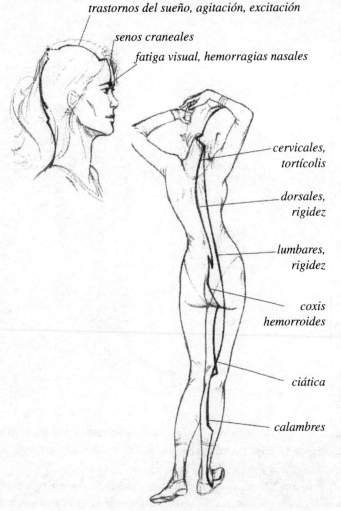

trastornos del sueño, agitación, excitación

senos craneales

fatiga visual, hemorragias nasales

*cervicales,
tortícolis*

*dorsales,
rigidez*

*lumbares,
rigidez*

*coxis
hemorroides*

ciática

calambres

Fig. 17: *Territorios de acción del meridiano de la vejiga*

Pero hay otra manera de practicar Qi Gong, más profunda, más «interna», como dicen los chinos, y más eficaz: es el gesto «redondo».

Si en vez de forzar a fondo el estiramiento ejerciendo la tracción máxima nos limitamos a inclinarnos, e incluso toleramos la flexión de rodillas, el movimiento puede resultar igualmente eficaz, o mejor aún, ya que determinadas astucias de la práctica nos van a amplificar el resultado: la respiración lenta, sutil e interiorizada, la concentración. Durante la ejecución del gesto, el espíritu acompaña el movimiento descendente de la energía en el meridiano de la vejiga (fig. 18). En-

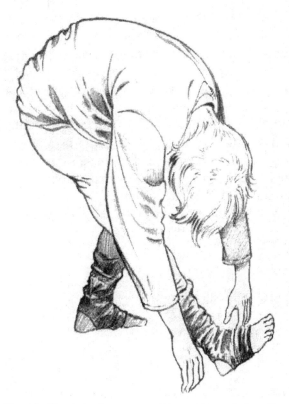

Fig. 18: *Ejercicio de apertura del meridiano de la vejiga*

tonces el ejercicio ya no es la *paschimotasana* o «pinza» como en yoga, sino el «ejercicio de apertura del meridiano de la vejiga».

En realidad, ambas formas, la «angular» y la «redonda», surten efecto sobre el meridiano de la vejiga. Pero la práctica de la forma «redonda» es superior a la «angular» en la medida en que la concentración permite notar (y dominar) la circulación de la energía en el meridiano.

Un enfoque occidental a estos principios fue el realizado hace algunos años, a partir del yoga, por el francés Lucien Ferrer (*Le Yoga de l'énergie*).

En ocasiones la ventaja es más que notable, por ejemplo cuando quiere hacer ejercicio para aliviarse quien padece una neuralgia del ciático. La forma «redonda» será de elección en tal caso, porque la suavidad de los movimientos reduce el riesgo.

La práctica de los gestos «redondos», con movimientos encadenados, dinámicos y flexibles, es la base de Qi Gong, cuya disciplina es sinónimo de apertura de los meridianos y liberación de la circulación energética. El adepto, una vez aprendidos los movimientos, queda en libertad de concentrarse teniendo presentes los circuitos de los meridianos, o practicar con soltura, de una manera natural. En general la ejecución suelta puede ser tan eficaz como la concentración, cuando los movimientos son auténticamente libres. En consecuencia, vale más aprender a soltar el gesto que memorizar laboriosamente todos los trayectos. Porque cuando el gesto es libre y la respiración lenta, la energía circula por sí misma en los meridianos o fuera de ellos, y el practicante lo sabrá porque sentirá esa circulación.

En una palabra, Qi Gong es el aprendizaje del camino de la fluidez: respiración fluida, movimiento fluido, energía fluida.

6. La energía vital

La medicina china dice que hay energías yin y yang en el organismo; yin tiene sus órganos alimentados por los meridianos yin, y yang sus vísceras alimentadas por los meridianos yang. A su vez, cada órgano tiene una manera de funcionar, de metabolizar, que es yin, y otra que es yang.

Pero ¿cuál es el origen de una y otra energía?

Se trata de un origen común, ya que dimanan de una energía global denominada energía vital (jing en chino).

Comunican dicha energía el padre y la madre en el instante de la concepción. El embrión la desarrolla y el niño la acrece hasta entrar en la adolescencia. Más adelante decrece con la edad, con el desgaste del organismo. Cuando esta energía vital disminuye hay degeneración, arteriosclerosis, envejecimiento. La muerte natural no es otra cosa sino la desaparición de esa energía vital, la cual es, por tanto, energía de vida en el más literal de los sentidos.

De tal manera que por el mero hecho de vivir utilizamos y gastamos esa energía vital hasta la última partícula. Al mismo tiempo, sin embargo, y gracias a la alimentación y la respiración, reponemos por vía natural una parte de la energía vital que consumimos.

Dicho de manera simplificada, si hoy consumo diez unidades y fabrico nueve se habrá perdido una, y así iré perdiendo una unidad de energía todos los días. Esto es el desgaste fisiológico normal.

Los chinos de la antigüedad tenían un perfecto conocimiento de la energía vital; los médicos taoístas revelaron cuanto sabemos de ella. La sabiduría de los conocimientos de la acupuntura y de la medicina china da respuesta a dos de las preguntas fundamentales que se deducen del problema de la vida y la muerte:

◆ Primera: ¿hay causas que motiven pérdidas anómalas de la vitalidad? En caso afirmativo, ¿se dispone de medios que permitan economizarla?

◆ Segunda: ¿existen medios reconstituyentes, es decir que sirvan para producir más energía vital de la que reponemos habitualmente? ¿es posible una superproducción armoniosa de la energía vital?

¿Cómo se pierde la energía vital?

La respuesta de la milenaria medicina china sólo la conocen algunos iniciados en Occidente, los acupuntores y las personas que se han familiarizado con dicha medicina, pero es del dominio público, en cambio, y por herencia cultural, en todo el Extremo Oriente asiático: China, Japón, Vietnam, Corea, Tailandia, Camboya... es decir, por más de la tercera parte de la población total del planeta.

Los factores que originan pérdidas anormales de la energía vital son:

◆ Una alimentación errónea, demasiado opulenta, o por el contrario tan insuficiente que determine estados carenciales y desnutrición.
◆ Una alimentación deficiente en calidad vital.
◆ El agotamiento físico o intelectual.
◆ Las conmociones emocionales y psíquicas.
◆ Las enfermedades agudas.
◆ Las enfermedades crónicas.
◆ Los excesos sexuales.
◆ Las menstruaciones demasiado abundantes y frecuentes.
◆ Los embarazos y los partos demasiado numerosos y en rápida sucesión.

De ahí se deducen los medios de que disponemos para economizar esa vitalidad. Se trata de actuar sobre todos aquellos factores cuyo control se halla en nuestras manos.

La alimentación

La desnutrición es, por desgracia, el sino de las poblaciones famélicas del Tercer Mundo. No hará falta demostrar a qué punto abrevia eso la existencia.

Los estados carenciales afligen a los desnutridos pero también a los mal alimentados, y ahí es donde entramos nosotros con el alcohol, el tabaco, la sobrealimentación por mero exceso de calorías debida a las comidas demasiado abundantes, el azúcar refinado, las harinas blanqueadas y sus derivados, el arroz blanco, que son otros tantos ejemplos de «calorías vacías», con cuya expresión queremos decir vacías de nutrientes válidos, vitaminas, oligoelementos y fibra. De ahí las dolencias propias de la civilización, el envejecimiento prematuro de las arterias, las afecciones cardíacas, la degeneración de los tejidos, los cánceres. Nosotros los occidentales somos las primeras víctimas de un despilfarro de energía vital por sobrealimentación y errores dietéticos, del «malcomer» según la expresión de un autor contemporáneo.

El segundo aspecto de la alimentación que citábamos, es decir la carencia de calidad vital, designa todo cuanto comemos habitualmente transformado, refinado, en conserva, estabilizado, coloreado, edulcorado por la industria alimenticia, los productos no frescos, los encurtidos, los adobos, los congelados, los ultracongelados, los sistemas de cocción erróneos (olla de presión, horno de microondas); las carnes, que siempre quiere decir carnes de cadáver, obviamente son también deficientes en cuanto a la energía vital.

Cabe la posibilidad de aumentar considerablemente nuestra asimilación de dicha energía, y no hace falta que revolucionemos para ello nuestros hábitos dietéticos. Se trata sólo de elegir los alimentos frescos siempre que sea posible, y mejor si lo hacemos en todas las comidas. De ahí las legumbres, las verduras y hortalizas frescas, consumidas en crudo o tras cocción apropiada, así como el disminuir o reemplazar las carnes, con la mayor frecuencia posible, por los cereales (arroz entero, mijo, alforfón, maíz, cebada), o bien por el pescado y los mariscos.

¿Cuál será el papel de Qi Gong en este aspecto?

Por cuanto regula todas las funciones incluidas las de asimilación y circulación de la energía, Qi Gong puede reforzar de manera espontánea la absorción y la producción de la energía vital.

Es preciso recordar que esa energía vital no tiene relación directa, sino solamente unas influencias indirectas sobre las proteínas, los glúcidos, los lípidos, las vitaminas, etc. Trátase de una energía específica invisible para la ciencia, como lo es todavía el aura. Para entendernos podríamos decir que nuestra aura se nutre y se purifica gracias al aura de los alimentos; pero si los que tomamos no la tienen, como sucede cuando consumimos un vetusto bocadillo medio reseco envuelto en una película de plástico y sacado de la máquina tragamonedas de una estación de servicio, poco o nada vigorizará eso nuestra vitalidad.

La práctica de Qi Gong puede compararse también con la apertura de unos «poros internos» por donde se asimilará la energía vital y sutil de los alimentos.

El agotamiento

Si abusamos de nuestro cuerpo más allá de sus posibilidades caeremos en un estado de agotamiento, circunstancia que amenaza tanto a un atleta de alta competición como a un albañil, un ama de casa o un estibador de los muelles. Es indudable y se halla demostrado estadísticamente que el agotamiento físico reiterado durante años abrevia la vida.

Muchas personas llegan al final de la jornada en tal estado de fatiga que ya no pueden hacer otra cosa sino cenar y acostarse para intentar rehacerse un poco; en vano se les exigiría un esfuerzo físico o intelectual suplementario. La alternancia de tres turnos de 8 horas o el trabajo nocturno continuado presentan inconvenientes similares.

Otro factor de agotamiento, éste más insidioso pero no menos perjudicial, es la vida en el medio urbano contaminado (contaminación atmosférica, contaminación acústica, etc.).

A todas estas personas, y también a los deportistas de alta competición, si consiguieran librar media hora al día para dedicarla a la práctica del Qi Gong, les bastarían algunas semanas para hacer desaparecer esos efectos acumulativos del estrés físico, del agotamiento o de la contaminación.

El estrés emocional y psíquico

El agotamiento intelectual acarrea consecuencias parecidas: los estudios intensos del adolescente o del que prepara unas oposiciones, el trabajo intelectual intenso pero no creativo, que acaba por embrutecer. Este tipo de estrés lo clasificaremos como estrés psíquico al lado del que causa la agitación por precipitación debida a un exceso de actividades durante la jornada. Nuestros contemporáneos viven a un ritmo cada vez más alocado, agobiados por agendas cada vez más sobrecargadas, incapaces de decirse a sí mismos que vale más dejar las cosas para mañana, en vez de trajinar hasta medianoche o la una de la madrugada.

También agotan la energía vital las conmociones violentas, como el pánico que queda después de un accidente o de una agresión, o la pérdida de un ser querido, o una ruptura sentimental fuertemente sentida.

Mucho más insidioso es el estrés emocional crónico que resulta de situaciones contra las cuales no nos atrevemos a rebelarnos, o la agresión psíquica de una persona que se ensaña con nosotros, o nosotros con ella. Tanto la víctima como el verdugo despilfarran su energía vital; habitualmente uno de los dos tendrá mayores reservas disponibles.

Los desencuentros, los conflictos personales vividos íntimamente, el malestar con la jerarquía laboral, el entorno conflictivo, todo eso va desgastando también la energía vital.

¿Puede ser de alguna utilidad el Qi Gong en estas condiciones?

Indudablemente. No resolverá nuestros problemas externos, ni puede reemplazar a un psicoanálisis. Pero precisamente porque potencia la energía vital y armoniza el yin y el yang, así como la circulación de dicha energía por la apertura de los meridianos, Qi Gong mejora nuestra capacidad individual de resistencia, tanto física como psíquica.

Pero aún es más notable su acción sobre nuestra manera de vivir las emociones. Quien practica el Qi Gong es menos víctima de su emotividad; ve las cosas como si las contemplara en un teatro, como si él mismo fuese uno de los actores en el escenario. Se establece un sano distanciamiento entre uno mismo y sus emociones, y esa separación nos permite considerarlas con sentido del humor. Estamos relajados y eso relativiza los problemas; el efecto de Qi Gong equivale al de unas buenas vacaciones.

Analicemos el ejemplo siguiente:

Fatigados, agotados después de un año de trabajo, tenemos todos los motivos para estar descontentos: un jefe hostil en la oficina, un marido gruñón y egoísta en casa, o una esposa avinagrada, unos hijos que sólo piensan en perpetrar diabluras. La familia se va de vacaciones. Uno se olvida de todo, se recupera, se relaja, descansa. Al cabo de algunos días, el humor va mejorando; al mismo tiempo, el cónyuge que se halla en la misma situación va presentando un semblante algo más sonriente, empieza a parecer más simpático o simpática. En cuanto a los niños, ¡qué caramba!, bien está dejarlos un poco más libres, y que hagan lo que se les antoje; al fin y al cabo, no son más que niños.

Al regreso de vacaciones reanudamos el trabajo, y de momento uno acepta las cosas como vienen, e incluso al jefe, con su carácter y todo. Lo cual dura algunos días, algunas semanas a lo sumo, antes de que la situación vuelva a degradarse progresivamente.

Teniendo en cuenta esta descripción podemos afirmar sin exagerar lo más mínimo que practicando el Qi Gong uno acaba por tomarse toda la vida como si estuviese en vacaciones permanentes, y bastante pronto por cierto, como por arte de magia.

A mis estresados pacientes yo siempre les digo que lo más importante para mí es conservar esa disposición interior, vivir como si estuviera en vacaciones. Y por cierto que no me las tomo nunca, porque siempre estoy en ellas. Si alguna vez me aparto de tal estado de bienestar, aunque sólo sea un poco, procuro recuperarlo cuanto antes. Esto prevalece sobre todo lo demás, porque condiciona todo lo demás: según esté yo, así veo las cosas; según cómo me encuentre, así me hallo más o menos disponible para otras personas y capaz de controlar los acontecimientos. Por tanto, «prioridad número uno»: mantenerse en estado interior de perpetuas vacaciones.

Un maestro de Qi Gong halló esta expresión más tajante para describir la que debería ser nuestra relación con las emociones: «Ser vulnerable a las emociones es sufrir una insuficiencia energética permanente.»

Las enfermedades agudas y crónicas

Lo que llamamos convalecencia no es otra cosa sino el período que sucede a una enfermedad aguda o crónica, durante el cual nuestro cuerpo recupera la vitalidad mermada en el curso de la afección. Cuanto más ha consumido nuestra vitalidad la dolencia (o un accidente), más intensamente sentiremos dentro de nosotros la fatiga, que puede llegar hasta la extenuación.

Esa fatiga, o podríamos decir cualquier estado de fatiga, traduce una pérdida de vitalidad, bien sea de origen psíquico, que es lo que les ocurre a los depresivos en quienes el conflicto emocional agota la energía vital, o bien de origen físico, caso de quienes han sufrido una enfermedad aguda como una escarlatina, una mononucleosis infecciosa, un zona, una infección urinaria, etc.

Es incluso más grave el supuesto de la enfermedad crónica, porque mientras dura la enfermedad el organismo lucha y se agota en el afán por vencerla y regenerarse. En ocasiones se suscita un momento crucial, en el que se decide quién de los dos, el mal o nuestra vitalidad, es el más fuerte. Y cuando el organismo se queda sin fuerzas para luchar contra la enfermedad, como suele decirse, cabe temer lo peor.

El que se rehace después de una enfermedad aguda importante o grave, como unas tifoideas o una tuberculosis, o después de una enfermedad crónica como un cáncer, no deja de acusar las secuelas. Algunos recuperan en apariencia toda su vitalidad, pero la enfermedad queda como inscrita en la memoria orgánica, a manera de impronta permanente. Ésta se interpreta como un bloqueo, un impedimento que no consiente la libre elaboración ni la plena circulación de la energía vital.

En ciertos casos las consecuencias son todavía más desfavorables. Cuántas personas, después de un accidente, de una serie de revacunaciones o de una enfermedad aguda declaran que no han vuelto a ser las mismas de antes, o que se sienten mermadas en una parte más o menos importante de su vitalidad.

Qi Gong puede intervenir en estas eventualidades para reconstituir la vitalidad después de una afección, o incluso mientras el sujeto está todavía luchando contra ella. Tan cierto es esto, que contemplamos a veces curaciones prodigiosas, como explicaremos más adelante.

Los excesos sexuales, las menstruaciones, los embarazos

Desde hace miles de años, los taoístas chinos elaboraron ejercicios de reeducación genital y técnicas sexuales con el propósito de economizar esa energía. ¿Por qué?

En primer lugar la energía vital, por su propia naturaleza y para buena parte de su definición, no es otra cosa sino la energía sexual misma.

En el hombre dicha energía sexual se gasta o consume como consecuencia de la eyaculación.

En la mujer, el gasto de la energía vital se efectúa principalmente por la pérdida de sangre y su regeneración, derivadas del ciclo menstrual, y asimismo por la expulsión de la placenta durante el parto.

En ambos sexos, además, se produce una merma parcial de dicha energía por el orgasmo, aunque este efecto es proporcionalmente mucho más grande en el hombre que en la mujer.

De ahí que los médicos taoístas aconsejen economizar la energía, sobre todo por lo que concierne al hombre.

En esto el taoísmo se divide en dos escuelas. Los unos recomiendan espaciar la frecuencia de las relaciones y no sobrecargar la imaginación con fantasías artificiales que, como en el caso de los drogodependientes, reclaman cada vez más de lo mismo. Cabría decir que esta doctrina se asemeja más al mensaje de Cristo y a las enseñanzas de la tradición judeocristiana. En la otra escuela taoísta se aconseja practicar el acto sexual con la mayor frecuencia posible, sobre todo si las condiciones del encuentro son favorables y armoniosas, pero reteniendo el orgasmo y muy principalmente la eyaculación masculina. Según nuestra opinión, esto sólo es practicable, en realidad, cuando los dos componentes de la pareja participan de la misma búsqueda y cuentan con una práctica espiritual suficiente. Ésta no depende sólo de los ejercicios de Qi Gong; hay que frecuentar además ciertas técnicas orientales de meditación, si es que no se practica dentro de las devociones de oración y contemplación propias de la espiritualidad occidental.

Volviendo al tema del gasto energético, los textos chinos de medicina recomiendan abstenerse de hacer el amor durante los estados de embriaguez, ya que entonces no controlamos la energía y la pérdida de ésta puede ser masiva.

En cuanto a la sangre menstrual, conviene tratar las reglas demasiado abundantes, no sin controlar los niveles de hierro y ácido fólico, a fin de prevenir una posible anemia.

Los embarazos demasiado asiduos y los partos con hemorragias importantes también debilitan la energía vital.

En mi praxis médica lo que he aprendido de la sabiduría taoísta me conduce, tal como he explicado con frecuencia a mis alumnos de Qi Gong, a dos posturas diferentes de la actitud clásica:

◆ Si un individuo se halla seriamente afectado, le aconsejo que economice su energía sexual, y le enseño los ejercicios y los medios necesarios para conseguirlo. Tal economía tal vez revestirá una importancia crucial mientras el organismo de aquél lucha contra la enfermedad y la vitalidad se halla en período de baja, o comprometida. Porque si la energía vital pierde la partida, es el sujeto mismo quien la pierde, y con carácter definitivo. En otros casos menos dramáticos, la pérdida de esa energía en el decurso de una infección banal, como el comienzo de un resfriado común o de una gripe, puede retrasar la curación o enconar momentáneamente los síntomas.

♦ El segundo consejo que he sacado de esas enseñanzas se dirige a las personas de cierta edad, precisamente la que suele llamarse «el vigor de la madurez», período durante el cual hombres y mujeres pierden a veces el apetito sexual. La libido disminuye y se registran a veces los primeros fracasos de la erección, o la disminución del vigor, o la eyaculación precoz cada vez más caracterizada. Estos pacientes por lo general acuden a la consulta con intención de recuperar el vigor y la afición que antes ponían en el acto sexual.

¿Existe una medicina para eso? ¿Se consigue algo mediante la acupuntura? Ciertamente, hay tratamientos que dan resultado. Pero los síntomas aludidos no son sino indicios de que la energía vital empieza a disminuir, de que «la fuente no mana como antes». Conviene, pues, aprender a administrarse modulando la frecuencia de las relaciones, o dicho con más exactitud, la frecuencia de los organismos. Pero hay que contar con un tercer factor que cobra una trascendencia primordial: los propios ejercicios Qi Gong, porque esa disciplina revigoriza la energía vital.

¿Cómo restaurar la energía vital?

Según la medicina china, esa energía vital tan estrechamente relacionada con la energía sexual se halla localizada, acumulada, almacenada en los riñones, en el espacio comprendido entre los riñones llamado *ming men*, el cual es además un punto de acupuntura. En mi opinión se trata de un centro energético que, en parte, guarda correspondencia con las glándulas suprarrenales. En chino, ming men quiere decir «puerta de la luz», «mandato celeste» o «puerta del destino» (fig. 19). ¿Acaso no son elegantes y poéticas estas expresiones que usan los acupuntores chinos?

Para localizar este punto recordemos que se halla en lo más hueco del hueco de los riñones, de la lordosis lumbar.

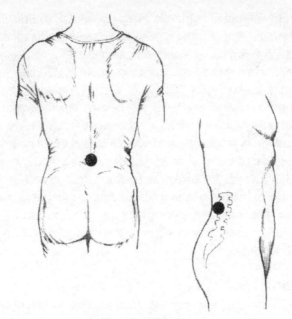

Fig. 19: *Ming men*

Esta energía depositada en ming men circula habitualmente por unos meridianos particulares distintos de los 12 meridianos antes descritos, y que por lo mismo reciben el nombre de «meridianos aparte».

En la circulación inferior a partir de los riñones hacia esos meridianos aparte, la energía vital desciende por el bajo vientre hacia el perineo, donde se halla el punto de acupuntura llamado *hui yin*, entre los genitales y el ano, como veremos más adelante. Entre los riñones y el perineo, el bajo vientre constituye como un receptáculo, un cáliz, un caldero, una marmita, habida cuenta del volumen y dimensiones de esa región, exactamente la que ocupa en la mujer el feto hasta el cuarto mes sin apenas desplazar ninguno de los órganos internos.

Es la zona denominada *dan tian* (fig. 20), que significa «el campo del elixir», es decir el campo en donde puede cultivarse la energía vital.

En efecto la vitalidad no se conserva sólo haciendo economías, sino que también conviene fabricarla, regenerarla. En la antigüedad esto se explicaba recurriendo a la metáfora del caldero en donde se cuecen los alimentos que sirven para nutrirnos, y también la del trípode en donde se preparaba la poción alquímica para obtener la píldora de oro de la longevidad o de la eternidad.

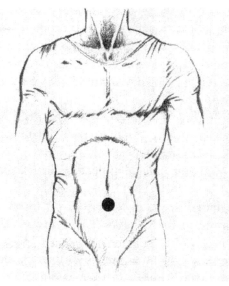

Fig. 20: *Dan tian*

Hoy podríamos decir que esa zona es el supergenerador de la energía vital, comparándolo con el corazón de las centrales nucleares. En fin de cuentas, ¿quién nos asegura que no podemos ser como el ave Fénix, capaces de renacer de nuestras propias cenizas?

A esta zona los japoneses le llaman *hara*, y desempeña un papel importante en las artes marciales para desarrollar el Ki, que es lo mismo que Qi, la energía, el poder de la perfección en el combate cuerpo a cuerpo o con el sable, el bastón, etc. Para el japonés toda la vitalidad se concentra ahí, no más abajo, donde muchos creen, ni más arriba, en el cerebro. De ahí que *hara kiri* sea el sacrificio de la vitalidad entera en aras del honor.

Ahora que sabemos dónde se opera, al alcance de todos, la reconstrucción, la regeneración del capital de energía vital, veamos cómo se consigue.

La energía vital es la base, el origen del yin y el yang del cuerpo, o dicho de otro modo, la suma de la energía del organismo. La energía vital por su naturaleza no es, pues, ni yin ni yang, sino ambas cosas a la vez y reunidas, es decir yin más yang.

En el exterior los Cielos son yang y la Tierra es yin. Pues bien, el hombre se nutre sin cesar de la energía de los cielos y de la tierra; las capta y las absorbe de manera inconsciente. Pero Qi Gong utiliza de manera deliberada, consciente, esas energías puras yin y yang de la tierra y de los cielos, para absorberlas y concentrarlas en el dan tian, acrecentándolas y transformándolas en energía vital.

También la respiración desempeña un papel importante. La inhalación es yang y la exhalación es yin. La respiración actúa como el fuelle que aviva la llama del hogar, el núcleo de la central donde se opera la fusión.

Es preciso que el adepto abra la puerta, es decir el ming men (recordemos que men significa «la puerta»); de ahí que los ejercicios deban practicarse suprimiendo la curvatura renal, en postura tal que las vértebras lumbares queden alineadas verticalmente, como una pared.

En estas condiciones la postura física de puerta abierta más eficaz, la de «abrazar el árbol», amplifica los efectos de la respiración y también los de la concentración, no menos importantes, y libera la capacidad de captar más intensamente las energías de los cielos y de la tierra para transformarlas en energía vital.

Si se consigue aumentar la energía vital, aumenta correlativamente la longevidad, porque activamos la regeneración de las células y, por lo mismo, retrasamos el desgaste. Con la energía vital aumentada mejora la lucha contra la enfermedad, se multiplican las defensas del organismo. Las observaciones científicas recientes han corroborado la eficacia de Qi Gong como estimulante del sistema inmune; no pocos cancerosos en China, y últimamente en todo el mundo, deben la supervivencia a su práctica del Qi Gong.

Aparte la tierra y los cielos como fuentes globales mayores de las energías yin y yang, cabe también recurrir a las luminarias del cielo, el Sol, la Luna, las estrellas, y también a los árboles, las plantas, el agua. La ciencia del Tao conoce determinadas correspondencias de los elementos naturales con cada uno de nuestros órganos. En esto reside la ciencia de Qi Gong.

Recapitulando, Qi Gong potencia la energía vital. Al regenerar la energía vital, representa un medio extraordinariamente potente para retrasar el desgaste que provocan en el organismo la alimentación deficiente, la contaminación ambiental, la fatiga psíquica e intelectual, el estrés emocional y psíquico, las enfermedades agudas y crónicas, los excesos sexuales, las secuelas de los partos. Contrarresta así el envejecimiento del organismo y hace posible una vejez en posesión de capacidades y recursos físicos e intelectuales, o su recuperación.

7. El hombre entre el cielo y la tierra

*P*ara los taoístas la tierra es yin, y su polaridad es negativa. El cielo es yang y su polaridad es positiva.

Sin embargo, el taoísmo dice también que el ser humano está organizado a imagen de la tierra y el cielo. Sus partes baja, anterior e interna son yin; sus partes superior, posterior y externa son yang.

Sucede en efecto como si el humano, puesto en pie y con los brazos levantados, se hallase entre los polos de un imán; la corriente que va del polo negativo tierra al polo positivo cielo recorre a aquél por delante y por la cara interna de los miembros; otra corriente circula del polo positivo cielo hacia el polo negativo tierra por la cara posterior de los brazos y por la espalda (fig. 21).

Estas corrientes que forman tres redes a la izquierda y tres a la derecha para recorrer el cuerpo de abajo arriba y de arriba abajo, por delante y por detrás, no son sino los meridianos de acupuntura que hemos visto con algún detalle anteriormente (figs. 4 a 15).

Dichas redes son de gran importancia para la medicina china y, por tanto, para el Qi Gong. La concepción magnética es fundamental. El hombre se halla constantemente atravesado por unas corrientes telúricas que emanan de la tierra y cuya naturaleza es yin; al mismo tiempo le recorren constantemente otras corrientes cósmicas, que emanan del cielo, y como son yang alimentan su energía yang.

Tenemos a nuestra disposición, por tanto, unas fuentes inagotables de energía que pueden servirnos para renovar y potenciar nuestra energía propia. Así sucede naturalmente sin que pensemos en ello.

Pero si adoptamos tal o cual postura especialmente estudiada para reforzar esa captación, y si nos concentramos en esa absorción, intensificaremos el fenómeno natural a tal punto que podremos advertirlo en el plano físico, y sobre todo, notaremos cómo se desarrolla nuestra vitalidad.

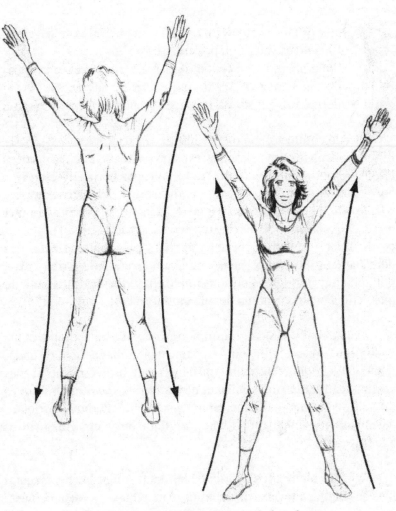

Fig. 21: *Circulación del yin y el yang en el ser humano*

8. Cómo captar la energía de la tierra

*A*ntes de que hubiéramos descubierto el Qi Gong, en el fondo, a pocos de entre nosotros se nos habría ocurrido esto de captar la energía de la tierra, pese a que muchos sabíamos que es bueno andar descalzos para descargar la electricidad estática y nutrirse de energía telúrica. Es lo mismo que nos enseña Qi Gong: en la planta del pie hay un punto específico que capta la energía de la tierra. Es un punto de acupuntura, el primero del meridiano del riñón, llamado *yong quan* (fig. 22), que quiere decir en chino

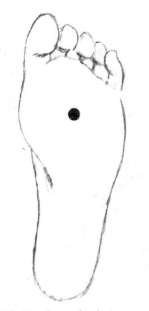

Fig. 22: *La «fuente burbujeante»*

«fuente burbujeante» para sugerir el ímpetu con que la energía de la tierra que se capta penetra en el pie y sube por la pierna hacia la parte superior del cuerpo.

De paso el lector habrá observado que los nombres de los puntos de acupuntura siempre son significativos, y muy reveladores de esa concepción revolucionaria del cuerpo humano como intermedio entre el cielo y la tierra. El punto yong quan (que se pronuncia, aproximadamente, yong tsuan) no sólo sirve para captar la energía yin de la tierra. En la práctica del Qi Gong, lo mismo que al caminar descalzos, sirve además para evacuar la energía sucia, la energía consumida o viciada del organismo, derivándola hacia la tierra. Sépase de todas maneras que no contaminamos la tierra cuando hacemos esto; en cierto sentido viene a ser como el anhídrido carbónico que exhalamos con la respiración, y que sirve de alimento a los árboles, en simbiosis perfecta entre el hombre y el medio que le rodea. El hombre contamina el ambiente, por desgracia, pero no con sus energías naturales, sino con sus residuos industriales.

Existen, pues, ejercicios de Qi Gong que permiten captar la pura energía yin de la tierra para ser absorbida por el organismo, y otros que sirven para expulsar del organismo la energía impura.

A veces este fenómeno es cíclico: inhalar, se capta la energía pura; exhalar, se produce la evacuación de la energía impura.

La energía pura puede asimilarse y la impura evacuarse sin necesidad de que nos quitemos los zapatos, porque los procesos mentales participan activamente en estos intercambios. Al principio la sensación es apenas perceptible, como un ligero hormigueo a lo sumo. Conforme progresamos en el entrenamiento y aprendemos a distinguir las sensaciones, éstas se hacen más nítidas y tenemos la impresión de sentir como una corriente de agua, o como si entrase un chorro de aire por los pies (fig. 23)

Existe otro punto que capta la energía de la tierra, y se halla en la base del tronco, en el perineo, que es la región comprendida entre los órganos genitales y el ano. Es el punto llamado hui yin por los chinos (pronúnciese roé yin), que significa «reunión de los yin» (fig. 24).

Resumiendo, son tres los puntos por donde el hombre capta la energía yin de la tierra; el yong quan izquierdo, el yong quan derecho y el hui yin.

¿Cómo se efectúa el entrenamiento para captar la energía yin por el punto hui yin? Puede hacerse de pie o sentados; luego, con la

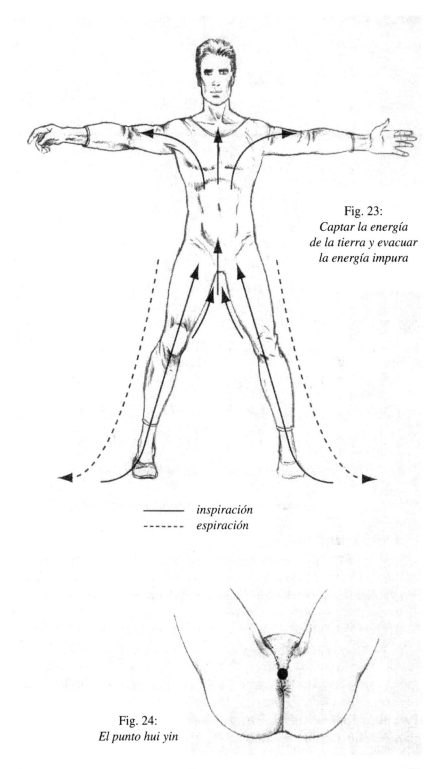

Fig. 23:
*Captar la energía
de la tierra y evacuar
la energía impura*

——— *inspiración*
- - - - - - - *espiración*

Fig. 24:
El punto hui yin

47

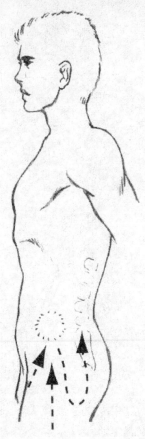

Fig. 25: *Captación de la energía yin por el punto Hui Yin*

práctica, lo realizaremos simultaneándolo con los movimientos de Qi Gong.

Se procederá de la manera siguiente:

Al inhalar tratamos de obtener una ligera elevación del ano, o más exactamente de la región localizada delante del ano y detrás de los genitales. Esta elevación alzará ligeramente el escroto, o apretará ligeramente los labios mayores de la vulva.

La acción debe ser sutil, nunca brutal ni forzada; no hay que elevar a fondo el ano, ni apretarlo. Entonces el espíritu se concentra para captar por ese punto la energía de la tierra. Ésta tenderá a elevarse siguiendo por la columna vertebral hasta la cima del cráneo. Relajamos el perineo al exhalar el aire (fig. 25). Para facilitar la operación se inhala poco a poco metiendo barriga y elevando los costados a favor del movimiento ascendente; al exhalar relajamos todo el abdomen.

9. Cómo captar la energía del cielo

l punto por donde se capta la energía celeste se sitúa, obviamente, en la cima del cuerpo, en lo más alto del cráneo. Es el punto *bai hui* (pronúnciese paé roé), que quiere decir «cien reuniones» (fig. 26) y corresponde al «loto de mil pétalos» de la tradición hindú, así como al centro de la aureola de los santos y de Cristo en la tradición cristiana. Según el taoísmo las «cien reuniones» evocan la cifra sagrada 10, que es el 100 en el más allá y sobreentiende las 10.000 entidades, es decir el infinito de la creación, los Cielos. Al mismo tiempo, y en el plano de las energías somáticas, todos los meridianos yang que tienen la misma polaridad que el cie-

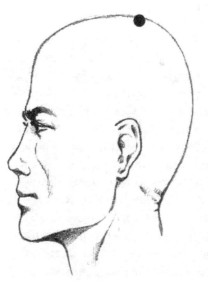

Fig. 26: *El punto bai hui*

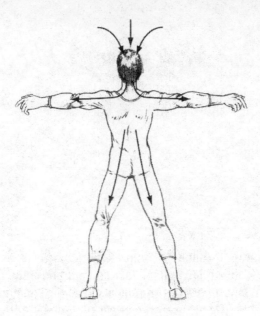

Fig. 27: *Captando la energía del cielo*

lo se reúnen o entrecruzan en ese punto lo mismo que todos los meridianos yin se cruzan en el hui yin.

Al inhalar captamos la energía del cielo que entra por la cima del cráneo y va a llenar el organismo entero en su curso descendente (fig. 27).

Se llena la cabeza, luego el cuello, el pecho, etc.; al exhalar el aire la proyectamos de nuevo por el bai hui, o bien espiramos normalmente, o expulsamos la energía viciada del organismo hacia abajo y hacia la tierra a través del yong quan (fig. 28).

El bai hui representa además, en la tradición taoísta, la estrella Polar, es decir el punto fijo celeste que nos sirve para orientarnos en el espacio, en el tiempo y, sobre todo, en el camino espiritual. Dícese así que por el bai hui el espíritu entero puede entrar en comunicación con otros espíritus humanos, o con los astros.

En una meditación taoísta que también conocen los chamanes de América del Sur, se visualiza mentalmente el bai hui en contacto con la Luna, a fin de captar la energía de ésta. En efecto, tan pronto el hombre ha abierto sus puertas a las energías de los cielos y de la tierra, y ha aprendido a sentir este intercambio permanente de la energía que además se intensifica por momentos en el decurso de los ejercicios, todas las formas de la comunicación se le abren, lo mis-

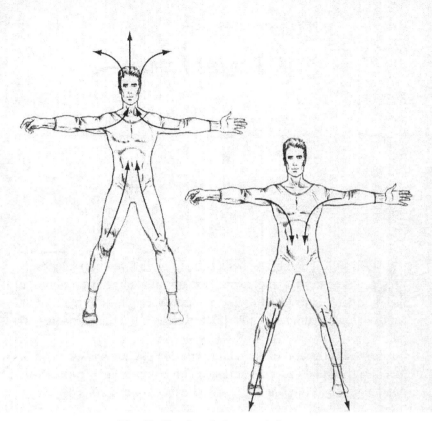

Fig. 28: *Expulsando la energía impura*

mo con los astros que con los elementos de la naturaleza y, muy especialmente, los árboles.

Tenemos ahí un resultado interesante de Qi Gong, un resultado sensible, sensorial. Desde el punto de vista intelectual, los recursos científicos actualmente disponibles no permiten afirmar tan categóricamente que el ser humano reciba las energías cósmicas o las telúricas, ni tampoco que aquéllas alimenten el yang y éstas el yin del organismo. Con perseverancia, sin embargo, conseguiremos romper la vieja escafandra de nuestra piel y darnos cuenta de que somos permeables a las energías exteriores, y de que podemos mantener e intensificar los intercambios entre la tierra y el cielo.

10. Los tres hogares

No sólo el hombre se halla entre los cielos y la tierra; los taoístas enseñan que él mismo está organizado en tres planos: el plano celeste, el plano humano y el plano terrestre. Esta subdivisión se concreta a nivel del tronco en los llamados tres hogares.

Los tres hogares son tres centros de energía que reúnen y coordinan la actividad de los cinco órganos: los riñones y el hígado corresponden al hogar inferior; el bazo y el páncreas, que constituyen una

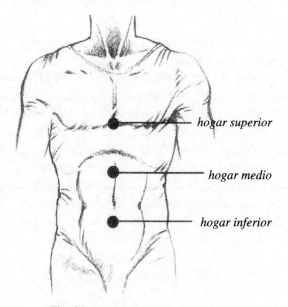

Fig. 29: *Los tres hogares*

52

	CIELO	hogar superior	corazón y pulmones
Tronco humano	HOMBRE	hogar medio	bazo-páncreas y estómago
	TIERRA	hogar inferior	riñones e hígado

sola entidad para la medicina china, al hogar medio, asociados al estómago; el corazón y los pulmones al hogar superior.

El hogar inferior representa el plano TIERRA, el hogar medio el plano HOMBRE y el hogar superior el plano CIELO (fig. 29). Los órganos representan el aspecto material; los hogares, el aspecto sutil, el centro de energía en relación con la actividad de los órganos.

De esta manera, según las enseñanzas taoístas, el hombre entero se halla organizado para captar, elaborar y metabolizar la energía del cielo y la energía de la tierra.

11. Los tres poderes de Qi Gong

E l neófito se pregunta a menudo cómo se explica la gran potencia de Qi Gong. Toda esa potencia de los ejercicios proviene de la asociación del movimiento con la respiración y la concentración. Vamos a estudiar punto por punto dichos aspectos, a fin de que el lector sepa cómo proceder.

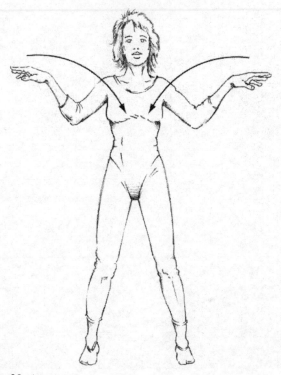

Fig. 30: *Asociación movimiento-respiración-concentración*

12. El movimiento

En Qi Gong el movimiento es lento, por lo general: se repliega y se distiende, sube y baja, todo ello en una especie de coreografía a cámara lenta. Las rodillas no se tensan y bloquean sino que flexionan elásticamente, plegándolas cuando el cuerpo desciende y estirándolas a compás de los movimientos ascendentes. Del mismo modo se doblan y extienden los brazos y las manos. El que contempla un ejercicio de Qi Gong debe tener la impresión de que el practicante esta vadeando un brazo de mar, o se mueve en el fondo del agua, a cámara lenta o, en ocasiones, como si tuviera todo el cuerpo en estado de ingravidez, como un astronauta.

También el adepto tiene esa impresión, debida a la suavidad de los gestos y a la soltura con que uno se mueve. Sin embargo, moverse con soltura no significa relajarse con flojera, fundirse blandamente ni gesticular de cualquier manera hasta dar con el cuerpo en el suelo como un saco. Hay que mantener un cierto equilibrio, un respeto a la verticalidad del eje corporal, a las raíces de la tierra y la soberanía del cielo. El practicante tiene cierta sensación de dignidad, de majestad, y al mismo tiempo un sentimiento de presencia corporal, de estar ocupando un espacio y un tiempo bien determinados.

Tiene su justificación el practicar los movimientos de esta manera, el cuerpo flexible pero firme, como preparado para rechazar en cualquier momento el asalto de un adversario. En el estado de imaginaria ingravidez, de agilidad, el organismo se prepara en cierto modo para abrirse y quedar más disponible, en busca de la fluidez y la permeabilidad que le permitirán dar entrada y salida a las energías del cielo, de la tierra y del cosmos.

Todos los gestos obedecen a una razón de ser en función del estilo de Qi Gong practicado.

Ejercicio n° 1
EL PÁJARO QUE VUELA
O «REPLEGAR LAS ALAS, EXTENDER LAS ALAS»

Separamos los brazos del cuerpo de tal manera que las manos se eleven lateralmente hasta la altura de los hombros. Quedamos con los brazos en cruz, pero sin estirar rígidamente los codos; al contrario, están muy levemente doblados y también las muñecas y los dedos se mantienen sueltos, no rígidos.

¿Queremos comprobar si estamos en actitud flexible según requiere el ejercicio? Mientras realizamos los movimientos, cerramos los ojos e imaginamos que alguien se acerca y trata de doblarnos suavemente el codo. Éste debe ceder al empuje de la persona sin resistirse ni un segundo, puesto que no estamos rígidos ni en tensión. Imaginemos la misma operación sobre las muñecas y los dedos.

Ahora imitamos el vuelo de un pájaro a cámara lenta; juntando con suavidad los omóplatos, doblamos los codos acercándolos un poco al cuerpo; las manos continúan a la altura de los hombros, colgantes, las muñecas totalmente dobladas y relajadas inician la aproximación hacia los hombros. Luego los brazos se estiran y alejan, rectificando al mismo tiempo las muñecas, los dedos alzados mirando al cielo.

Esto se hará sin estirar los codos a fondo, ni plegar demasiado las muñecas, ni alargar los dedos hasta ponerlos tensos. Imaginemos que son las plumas de nuestras alas. El movimiento debe ser flexible y gracioso. Practiquemos el vuelo a cámara lenta. Para asegurarnos la fluidez y la armonía del gesto, podemos empezar con movimientos rápidos o muy rápidos, emulando los del ave que vuela normalmente; luego haremos que sean cada vez más lentos.

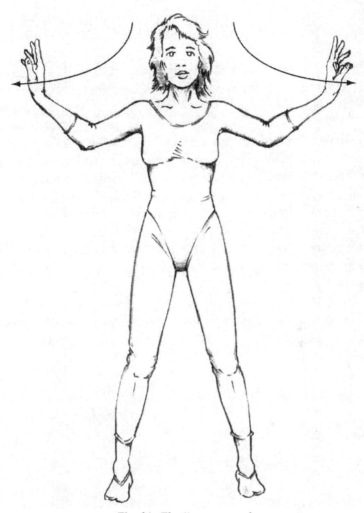

Fig. 31: *El pájaro que vuela*

Como regla general, hay que tener presente que todos los movimientos así de flexión como de repliegue, de reunión de los miembros y del tronco surten el efecto de introducir la energía en el organismo.

Por el contrario las extensiones, las aperturas, los ensanchamientos, expulsan la energía del organismo.

Por otra parte, la flexión de las piernas y de los brazos distiende los meridianos de acupuntura, mientras que las extensión los tensa. Estos movimientos juegan sobre los meridianos a manera de cuerdas elásticas, lo cual origina un efecto de masaje que estimula la circulación a través de ellos y, al mismo tiempo, ayuda a eliminar los bloqueos, los impedimentos, los estancamientos de la circulación energética.

En este aspecto, las articulaciones principales de los miembros son puntos estratégicos: el hombro y el omóplato, el codo, la muñeca y las falanges digitales, incluso, así como las caderas, las rodillas, los tobillos, las falanges de los dedos de los pies. A medida que va aprendiendo los movimientos de Qi Gong, el adepto cobra conciencia de sus articulaciones. La sensibilidad propioceptiva se hace cada vez más nítida; en el silencio, y por medio de los movimientos ejecutados a cámara lenta, adquiere mayor conciencia de sí mismo.

Con el tiempo, el movimiento acaba por liberar las articulaciones, les confiere flexibilidad, pone en juego la energía que almacenan y el organismo entero se agiliza y tonifica. Jamás los ejercicios le habrán impuesto un trabajo forzado. Ésta es la primera virtud de Qi Gong.

Es un beneficio prodigioso para los niños de corta edad, los ancianos, los enfermos, los impedidos, y todos aquellos que no pueden exigir un gran esfuerzo a sus articulaciones y sus músculos.

13. La respiración

La segunda virtud de Qi Gong estriba en la respiración. Retengamos esto por encima de todo: debe ser natural, lo más natural del mundo, jamás forzada, puesto que aquí, al contrario de lo que sucede en otras disciplinas, no se trata de llenar metódicamente el vientre, luego el tórax, por último las clavículas. No. Hay que abandonarse a la respiración de manera natural. Lo que no quita que durante los ejercicios, se debe procurar no caer exclusivamente en la respiración torácica, que es el defecto característico de todos los occidentales, y en particular de las mujeres. La respiración armoniosa también abarca el abdomen, que se dilata al inhalar y se contrae al exhalar el aire. Por eso, mientras realizamos los ejercicios llevaremos nuestra atención hacia el vientre para notar cómo se hincha ligeramente, al principio, durante la inspiración. Por otra parte, y como los movimientos de Qi Gong en general son lentos y sin un esfuerzo violento, la respiración se mantendrá tranquila, como es debido. En realidad comprobaremos que se hace más profunda pero no por amplificación, sino porque se desarrolla con más lentitud. Pasamos a explicar este concepto.

Con la misma amplitud normal o apenas algo más, pero dominando la velocidad de admisión del aire, llegaremos a inhalar durante 10, 15 e incluso 20 segundos, y lo mismo al exhalar. Esto, naturalmente, no se consigue de buenas a primeras. Se aconseja ir aumentando sin forzar nada, de manera que terminemos los ejercicios sin que se nos agite la respiración (fig. 32).

Un segundo detalle es que la respiración no ha de ser ruidosa. En los gimnasios se inspira con fuerza por la nariz y se exhala el aire soplándolo por la boca. En Qi Gong, salvo indicación especial, se

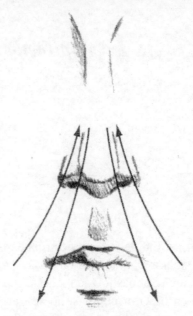

Fig. 32: *La respiración natural*

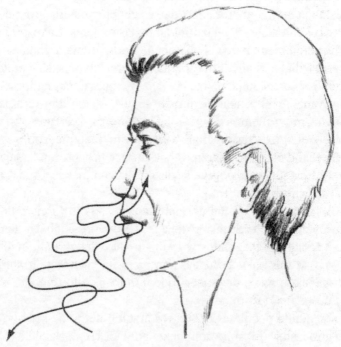

Fig. 33: *La respiración silenciosa*

respira a través de la nariz. Inspiración y espiración son nasales y silenciosas. A ciertos practicantes les cuesta un poco el acostumbrarse a prescindir del ruido. Es el antiguo reflejo condicionado de los occidentales, aprendido en la escuela primaria, que enseña a oxigenarse respirando con fuerza y ruidosamente, o la práctica de yoga, que enseña a respirar hacia la parte posterior de la faringe. A veces recordamos hacerlo bien, pero al primer descuido recaemos en la respiración ruidosa. Hay que corregir ese hábito, imbuirse de la idea de que la respiración silenciosa no sólo es obligada por respeto al vecino si practicamos en grupo, sino mejor además para la propia concentración (fig. 33).

Ejercicio 2
«LA RESPIRACIÓN SILENCIOSA»

Hagamos el experimento, para lo cual ni siquiera será necesario que abandonemos nuestro sillón de lectura. De pie o sentados, respiramos tranquilamente por la nariz, con mayor lentitud cada vez, sin aumentar necesariamente la amplitud respiratoria y procurando no hacer ningún ruido. Lo practicaremos durante cinco minutos, o si se prefiere podemos intentarlo directamente durante 10 minutos.

Los resultados de esta respiración son: en primer lugar, sosegar el espíritu; segundo, favorecer la permeabilidad del organismo para la energía que entra y sale por la nariz con el aire, aunque también puede hacerlo a través de toda la superficie corporal o por los puntos específicos de acceso y evacuación de la energía.

Ejercicio 3
«COMBINAR RESPIRACIÓN Y MOVIMIENTO»

La eficacia de la respiración cobra todavía más potencia en Qi Gong cuando la sincronizamos con los movimientos. En líneas generales, al exhalar el aire hay que replegar el cuerpo y flexionar los miembros; al inhalar se realiza la extensión de los miembros y se yergue el cuerpo. Sin olvidar que se debe respirar de una manera sutil, sin hacer ruido, lentamente, la respiración favorece así la admisión y la

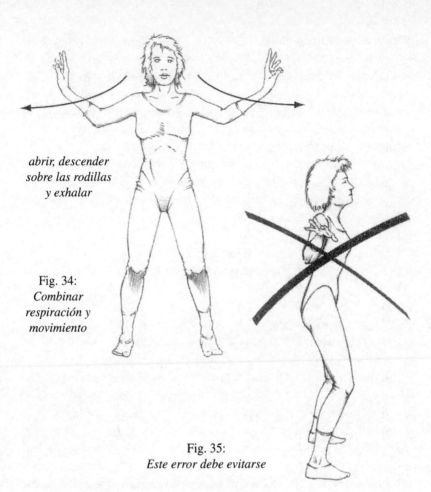

abrir, descender
sobre las rodillas
y exhalar

Fig. 34:
*Combinar
respiración y
movimiento*

Fig. 35:
Este error debe evitarse

expulsión de la energía, y también la circulación de ésta en el organismo. Para facilitar la admisión dejaremos el ming men abierto, es decir haremos desaparecer la curvatura del raquis lumbar, incluso durante la inspiración, y nos elevaremos sobre las rodillas sin llegar a ponerlas rígidas.

Ahora repetimos el ejercicio del pájaro que vuela.
El sincronismo con la respiración es el siguiente:
Juntar las alas, estirar las rodillas, inhalar.
Extender las alas, flexionar las rodillas, exhalar (fig. 34).
Sobre todo, no hay que bloquear las rodillas; ming men abierto, curvatura lumbar anulada (fig. 35).

14. La concentración

La concentración es el tercer poder de Qi Gong; es la parte de trabajo mental. Ante todo, se trata de sosegar lo mental y esto nunca resulta fácil para nadie. Qi Gong ayuda a tranquilizar el espíritu. En efecto, para el practicante novel de la meditación, o más sencillamente de la concentración, la dificultad estriba en ahuyentar los pensamientos y conseguir no pensar en nada. La experiencia es bien conocida por todos aquellos que han tratado de entrar directamente en la disciplina del Zen u otras formas de meditación.

Cabe sospechar incluso que la idea de dominar la actividad mental, el pensamiento, repugna a los noveles no iniciados, a tal punto que muchas veces constituye el motivo oculto por el cual rehúyen o abandonan la práctica de la meditación. Los taoístas chinos son más pragmáticos y casi nos atreveríamos a decir más astutos. Los catecúmenos no son inducidos a practicar la meditación; en su lugar, les piden que practiquen el Qi Gong. Ensayemos la experiencia nosotros mismos. Intente usted repetir un gesto sencillo muy despacio en busca de la perfección del movimiento.

Sincronícelo con la respiración profunda, es decir lenta y silenciosa. El resultado es notable: el espíritu se calma por sí solo.

Existen no obstante otros trucos para sosegar el espíritu.

Veamos cómo se practican sobre el recién aprendido ejercicio del «pájaro que vuela».

Ejercicio 4
«El pájaro que vuela como en un sueño»

Se realiza exactamente como el ejercicio 3, pero cerrando a medias los ojos, es decir entrecerrando los párpados. Esto se hace con el propósito de evitar que la atención se fije en ningún objeto exterior, ya que la visión no acomoda en estas condiciones. Nos sumergimos como en una ensoñación y practicamos como quien anda en sueños (fig. 36).

El estado obtenido se asemeja al de la sofronización. Las ondas cerebrales se modifican. La vigilancia disminuye.

Ejercicio 5
«El pájaro que alza el vuelo sonriendo»

Se practica exactamente como el ejercicio 3, pero sonriendo (fig. 37).

El gesto facial de la sonrisa es el segundo de los trucos que sosiegan y distienden el espíritu.

En efecto, el novel comete a menudo el error de poner demasiado afán, o exceso de celo. En estas condiciones el espíritu no se distiende. Están pensando con demasiada intensidad en lo que tienen que hacer, sobre todo cuando no se hallan acostumbrados a este tipo de entrenamiento. Tan pronto como uno ha aprendido a moverse con soltura, debe saber distenderse mentalmente.

No hay que arrugar la frente, ni apretar las mandíbulas. Es menester soltarse. Y la mejor manera de lograrlo es sonreír. Se trata de una sonrisa más mental que física.

Si alguien nos contemplase mientras practicamos, apenas vería la sonrisa dibujada en nuestros labios, aunque sí se daría cuenta de que estamos distendidos y serenos. Por nuestra parte, exhibimos al exterior esa leve sonrisa, mientras desarrollamos interiormente la alegría dulce y cálida de la serenidad, de la tranquilidad.

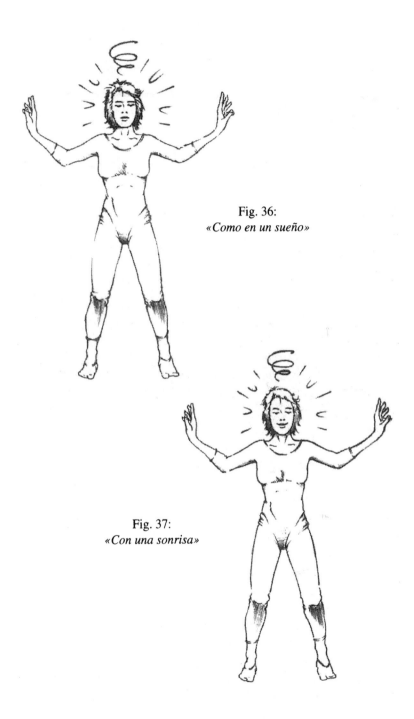

Fig. 36:
«Como en un sueño»

Fig. 37:
«Con una sonrisa»

Pueden combinarse las dos actitudes para realizar el ejercicio n° 3 «como en sueños» y «con una sonrisa».

Ejercicio 6
«EXPERIMENTAR LA SONRISA INTERIOR»

Para realizar plenamente y sentir dentro de nosotros el efecto potente y mágico de la sonrisa, hagamos el experimento siguiente delante de un espejo.

Empiece por sonreír a alguien a quien no aprecie lo más mínimo. Evoque a esa persona o esa situación desagradable. Afecte una sonrisa y procure que no se vea que es una sonrisa fingida. Pero, interiormente, usted no está contento en absoluto. Fíjese en la cara que pone y que le devuelve el espejo.

Deténgase y reanude luego el ejercicio de la manera siguiente:

Sonría apenas, de manera sutil, que casi no pueda notarlo nadie excepto usted mismo o una persona que le conozca muy bien. Interiormente, piense en alguien o en una situación que le guste mucho, o en una rosa, o en una puesta de sol en un lugar del mundo que conozca y le haya parecido especialmente encantador. Deje que le invada esa alegría profunda, esa serenidad.

Esa alegría no es sólo una máscara superpuesta como sucedía en la situación anterior, sino un júbilo fluido y tibio que satura todo el cerebro y baja a invadir el cuerpo entero (fig. 38).

Así debe practicarse Qi Gong según los consejos de los antiguos chinos y según siguen recomendando los maestros chinos contemporáneos.

¿Por qué? La respuesta es fácil.

La tristeza, las tensiones, las preocupaciones, nos cierran. La alegría, la serenidad, nos abren. Lo neutro es lo neutro. Sucede a veces en Qi Gong que se aprovecha esa cualidad, la neutralidad. Pero eso sí, entonces debe ser una neutralidad perfecta.

En cambio, para entrenarse y aprender a abrir los meridianos, con objeto de hacer circular la energía, la práctica de la serenidad es de utilidad extraordinaria. Al principio creeremos tenerlo presente,

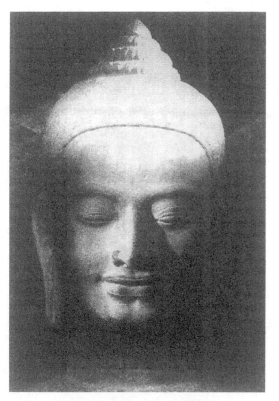

Fig. 38: *La sonrisa interior*

pero es fácil descuidarla. Por tanto, será mejor que anotemos como primera línea de la hoja en donde vamos a detallar nuestra rutina de entrenamiento:

«Relajar el cuerpo, entrecerrar los párpados, practicar como en sueños y con una sonrisa».

Estas condiciones son necesarias antes de atacar el menor movimiento de Qi Gong. Una vez se ha instaurado el estado de espíritu distendido y sereno, iniciaremos la práctica de los movimientos, éstos sincronizados con una respiración lenta, silenciosa y sutil. Es fácil notar si el espíritu piensa poco y ha dejado de hallarse agitado, pero cuando no sucede así porque hemos decidido practicar Qi Gong en medio de una tempestad emocional, o atormentados por la idea fija de un problema grave que pese a la relajación, a la sonrisa interior y a la práctica sigue agitando el espíritu e imponiendo una y otra vez el alboroto en el fuero interno, vale más dejarlo para otro día y poner fin a la sesión. Pero no hay que concederse estos «novillos» con demasiada facilidad; siempre existe un cierto fondo de agitación y conviene ejercitar la disciplina mental para educar el espíritu y conducirlo hacia la energía.

Por el contrario, si hemos desarrollado con propiedad las etapas preliminares podemos dar comienzo a la práctica, que inauguraremos con el ejercicio siguiente que nos habituará a trabajar correctamente:

Ejercicio 7
«RESPIRAR CON SONRISA - SIN SONRISA»

De pie, con los pies casi juntos, los brazos colgando a los lados, o sentados en el suelo sobre una almohada en la postura del sastre, o en el borde de una silla, ejecutamos el ejercicio 3 de respiración silenciosa, prolongando cada vez más el ciclo respiratorio. Se puede practicar con los ojos cerrados o abiertos, según se prefiera. Cuando la respiración se haya hecho lenta, sutil, silenciosa y regular, dejaremos que se instale la sonrisa en nuestro semblante y dejaremos que nuestro cuerpo se sature de serenidad. De esta manera realizaremos cinco respiraciones.

A continuación dejamos de sonreír y mantenemos un estado de ánimo neutro durante otras cinco respiraciones.

De nuevo sonreímos serenando el ánimo durante cinco respiraciones.

Para terminar efectuamos las cinco últimas respiraciones sin sonreír y neutralizando el ánimo (fig. 39).

Este ciclo podemos repetirlo tantas veces como queramos, o bien efectuarlo con otro ritmo diferente: 10 respiraciones con sonrisa y 10 sin sonrisa, siempre procurando respirar muy despacio.

Compruebe la diferencia. No intente describir la diferencia, es decir decirla ni pensarla en palabras; limítese a sentirla.

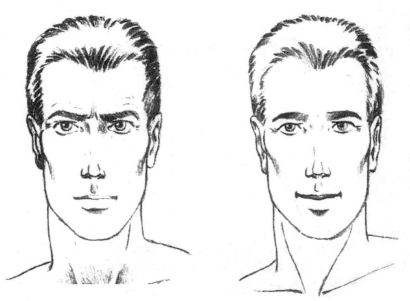

Fig. 39: *Con sonrisa - sin sonrisa*

Por lo general, la diferencia es notable, incluso para los noveles. Cuando se practica con sonrisa todo resulta más claro, más luminoso, más cálido, más abierto, todo circula mejor.

15. Aclaraciones importantes

*A*ntes de pasar a la fase siguiente contando con el poder de la concentración cumple hacer constar algunas aclaraciones importantes.

El espíritu está distendido, pero no adormecido. En el rostro, una sonrisa agradable, pero no boba. La serenidas es inmensa, pero no se trata de una blandura empapada de conformismo, porque el espíritu permanece en actitud de observador y contempla con lucidez todo cuanto ocurre. Como si estuviera en el agua, «está en el baño», sumergido en Qi, en la energía. Pero permanece testigo atento, vigilante. Por eso dicho estado recibe el nombre de *yi shou*, que significa «voluntad preservada».

Si la práctica de Qi Gong es correcta, en efecto, irán apareciendo progresivamente las sensaciones que marcan el despertar de la energía: pesadez o ligereza, frío o calor, picores, hormigueos, sensación de ingravidez o, por el contrario, de inminente pérdida del equilibrio. Todo esto debe observarlo el espíritu como cosa exterior a él mismo, como sucesos con los que está de acuerdo pero sin dejarse arrastrar por ellos. Y cuando no estuviese de acuerdo, bastaría con abrir los ojos y detenerlo todo. Hay en Qi Gong un proverbio según el cual «es el pensamiento quien conduce el Qi, no el Qi quien conduce el pensamiento». Siempre hemos de ser dueños de la energía que circula dentro de nosotros. Porque hay una gran diferencia entre Qi Gong y los estados de trance.

En el trance se induce por medio de la música, la droga, la danza o la influencia de otra persona un estado al cual uno se abandona, perdiendo más o menos la conciencia de los propios actos, y durante aquél se permite que el cuerpo ejecute todos los gestos espontáneos que se le ocurran, incluso llorar o gritar.

Qi Gong es lo contrario. Qi Gong quiere decir «dominio de la energía». Somos nosotros quienes guiamos la energía, en vez de permitir que ella nos conduzca. Nos hallamos como en sueños, pero lúcidos y atentos. No perdemos en ningún momento la conciencia, o tal vez sería mejor decir nuestro «centro», nuestro eje. Imponemos silencio a nuestro cuerpo y nuestro espíritu lo mismo que a nuestra respiración. Entonces despierta la energía como fenómeno. Nos apoderamos de ella, la aumentamos, la obligamos a circular, porque el poder de Qi Gong consiste en estimular, reforzar y abrir los circuitos de la energía. El célebre médico chino Li Shi Zhen decía:

«Cuando el espíritu se concentra sobre los meridianos internos, el adepto es capaz de observar su verdadero yo.»

En efecto, no será abandonándonos al baile de San Vito, ni revolcándonos por el suelo entre chillidos de loro como observaremos nuestro verdadero yo, a menos que seamos unos loros.

Una vez asumidos los consejos para sosegar el espíritu e instaurar la serenidad, pasaremos a la fase consistente en conducir el Qi mediante el pensamiento, aunque eso sí, poniendo las precauciones necesarias para buscar la eficacia y no perdernos en callejones sin salida.

16. «La golondrina púrpura vuela alta en el cielo»

En el decurso de esta etapa, el espíritu se une a la acción de los movimientos y de la respiración para conducir la energía. Cuando replegamos el cuerpo, flexionamos los brazos e inhalamos, la energía tiende a entrar en el organismo y a trasladarse desde las extremidades hacia el centro.

Cuando el cuerpo se yergue, los brazos se extienden y exhalamos el aire, la energía tiende a salir, a ir del centro hacia las extremidades (fig. 40).

La energía circulará en el sentido correspondiente por los meridianos sin que sea necesario concentrarse en el trayecto de cada uno de éstos.

Incluso sin conocer los recorridos exactos de los meridianos, el espíritu puede concentrarse para sentir la circulación de la energía e impulsarla y amplificar la corriente.

Ejercicio 8
«EL PÁJARO QUE VUELA CONSCIENTEMENTE»

Ahora que hemos aprendido el movimiento, su sincronización con el ritmo respiratorio y la sonrisa interior de la concentración, pasaremos a practicar de manera más completa el ejercicio 1, «el pájaro que vuela».

De pie, la separación de los pies equivalente a la anchura de los hombros, los párpados entornados, instalamos la sonrisa, la serenidad y la distensión.

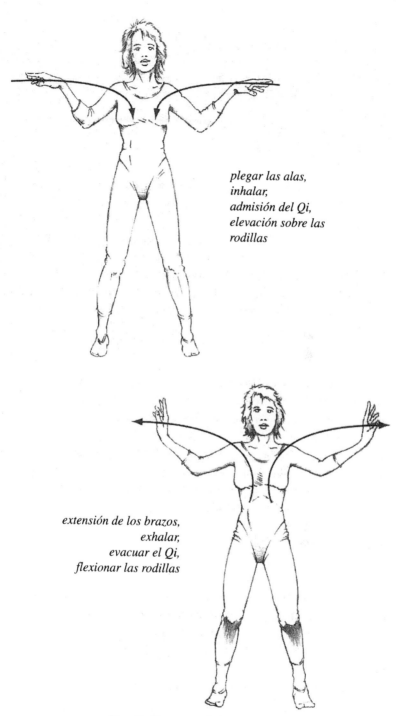

plegar las alas,
inhalar,
admisión del Qi,
elevación sobre las
rodillas

extensión de los brazos,
exhalar,
evacuar el Qi,
flexionar las rodillas

Fig. 40: *Trayectos de la energía*

Inhalamos al tiempo que separamos los brazos y los elevamos hasta ponerlos en cruz a la altura de los hombros, para replegarlos en seguida y acercar el dorso de las manos a los hombros, como si plegáramos las alas; al mismo tiempo nos alzamos un poco sobre las rodillas.

A continuación separamos los brazos exhalando el aire: desplegamos las alas. Al mismo tiempo doblamos ligeramente las rodillas.

La respiración permanecerá tranquila, lenta, sutil, marcando el ritmo de los movimientos, logrado lo cual instalamos la concentración.

Concentración: tanto durante la inspiración como en la espiración, la concentración se dirigirá hacia las palmas de las manos, las puntas de los dedos y el pecho.

Practicamos de esta manera por espacio de tres minutos, atentos, distendidos, serenos, el espíritu alerta y en observación.

Anote usted sus sensaciones en un papel.

Los estímulos más intensos se captan por lo generan en medio de las palmas o en las yemas de los dedos, ya que estas regiones tienen las terminaciones nerviosas más sensibles.

Por el mero hecho de extender los brazos y las manos al tiempo que exhalamos y nos concentramos sobre las palmas y los dedos, se intensifica la difusión de la energía a través de los meridianos hasta las puntas de los dedos. Cuando la energía circula, se activa la circulación de la sangre, se dilatan los microcapilares y esto es el hormigueo que notamos. Conforme vayamos perfeccionándonos en este ejercicio puede suceder que se nos enrojezcan las manos y aumente nuestra temperatura corporal.

El ejercicio 1 todavía no era verdadero Qi Gong, sino una gimnasia suave. Pero ahora, al asociar el movimiento con la respiración y la concentración, hemos creado una unidad potente que confiere a la práctica de Qi Gong su extraordinario poder sobre la energía corporal.

Vamos a franquear ahora una etapa más.

Ejercicio 9
«LA GOLONDRINA PÚRPURA VUELA MUY ALTA POR EL CIELO»

Comenzamos como en el caso anterior.

De pie, ojos semicerrados, sonrisa, distensión, serenidad.

Elevar los brazos.

Recoger las alas, inhalar.

Extender las altas, exhalar.

Concentración: conducir la energía de los dedos hacia el pecho, empujar la energía del pecho hacia los dedos.

Así continuaremos por espacio de 3 minutos, luego añadiremos la concentración:

Al tiempo de ejecutar los movimientos de los brazos, imaginamos que nos hallamos en un estado de ingravidez, por ejemplo moviéndonos en el seno del agua u otro líquido, o mejor aún en un éter muy sutil.

Imaginemos que nuestro cuerpo también está constituido por ese éter sutil, sólo que éste cobra mayor densidad en nuestro organismo, sin que éste haya dejado de ser permeable.

Inhalamos y al mismo tiempo aspiramos por las puntas de los dedos y la palma de la mano esa energía sutil, que es la energía cósmica.

Dicha energía circula por los brazos hacia el pecho, en donde entra a confundirse en el centro torácico de la energía, el corazón, y sigue un camino descendente hasta el hígado.

Al exhalar esa energía desborda del pecho hacia los brazos, se propaga hasta las palmas y los dedos, y se proyecta para desvanecerse muy lejos del organismo (fig. 41).

En estas condiciones la energía describe como una trayectoria elíptica muy amplia en la región torácica; entrando por la parte superior se vuelve hacia abajo, se mezcla con la energía del tórax, y lo abandona por la parte inferior del pecho y de los brazos. Los pulmones y el corazón reciben así un masaje energético.

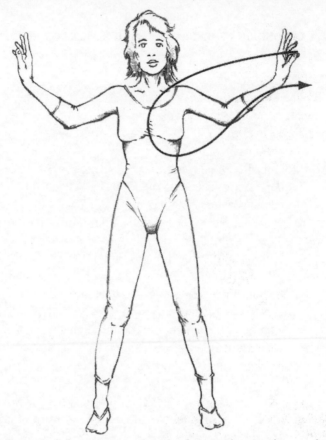

Fig. 41: *Trayecto de la energía en «la golondrina vuela muy alta por el cielo»*

Si se quiere, podemos imaginar que hemos captado la energía pura y blanca del infinito y que devolvemos al infinito el Qi usado y viciado (al exhalar). El ejercicio lava o purifica el corazón y el hígado.

Practíquese durante cinco minutos.

El ejercicio que acabamos de describir es una práctica auténtica de Qi Gong taoísta de la más pura tradición del monte Wu Dang. Le llaman «la golondrina púrpura vuela muy alta por el cielo», en donde el color púrpura alude expresamente al del propio corazón. Es un ejercicio indicado para renovar la energía del corazón y para reforzar ese órgano. En un individuo que padezca alguna cardiopatía, si lo practica con regularidad llegará a observarse una mejoría de su estado. Si lo cultiva una persona que se encuentre en estado de buena salud, potenciará el Qi de su corazón, purificando la energía de ese centro sutil, y reforzará el hígado.

Aquí me parece oportuno un comentario a título personal, en tanto que médico. Yo dudaba de las técnicas de visualización, que me parecían demasiado semejantes a los juegos infantiles, hasta que conocí en Nueva York a Gerald Epstein, un prestigioso psiquiatra que abrió para mí sus archivos y me demostró los múltiples resultados que él mismo conseguía por medio de la visualización.

El poder de la visualización es todavía más grande en Qi Gong, porque se combina con la respiración. Y sobre todo, porque esa visualización sirve de soporte para despertar una sensibilidad a la energía corporal, cuya existencia es real, y que circula dentro de nosotros. Esta energía, gracias a la cual se logran anestesias totales por medio de la acupuntura y en base al control de los puntos y de los meridianos, tiene potencia suficiente para lograr prodigios por transformación.

Por último, la visualización es eficaz en Qi Gong porque con ese soporte despertamos a la acción de la energía exterior, la del entorno que nos rodea y la del cosmos, la tierra, el cielo, los astros, la naturaleza. Se cuenta que desde hace una infinidad de siglos, los sabios taoístas que llenan las docenas de monasterios existentes en el monte Wu Dang dedicados a la meditación y a la práctica de Qi Gong apenas comen y deben muy poco líquido, bastándoles para alimentarse la energía que reciben por los ejercicios de respiración y los movimientos. Además esos sabios disfrutan de una longevidad fuera de lo común, registrándose entre ellos una proporción notable de centenarios.

Y también la formación de esos ancianos sabios comenzó por lo más sencillo, con ejercicios como «la golondrina púrpura vuelta muy alta por el cielo», y éste formar parte de los 15 ejercicios cotidianos que preconiza la escuela de la Puerta del Dragón. En otro libro actualmente en preparación explicaremos estos 15 ejercicios, que nos han sido comunicados por un discípulo que vivió muchos años en esa montaña escuchando las enseñanzas de un gran Maestro. Dos años después pudimos conocer personalmente a dicho Maestro, que se había trasladado a Shangai. Presentaba una gran vitalidad a sus ochenta y siete años. Pero se dice que a partir de un momento determinado, estos maestros se quitan un año por cada año transcurrido, para que nadie pueda averiguar su edad verdadera.

17. Las tres formas de la práctica de Qi Gong

*L*as bases de Qi Gong están formadas por: movimientos que se practican de pie, las más de las veces; posturas estáticas, también de pie; y ejercicios de concentración en postura sedente.

◆ **Postura de pie, inmóvil** (fig. 42)

Estas posturas son totalmente peculiares de Qi Gong y reciben el nombre de «posturas de pie de meditación e implantación de la energía», además de identificarse por medio de expresiones descriptivas como postura de «abrazar el árbol» o postura «del jinete», según la colocación de los brazos y de las manos.

El practicante puesto en pie, con los pies más o menos paralelos.

Las rodillas algo flexionadas, a fin de tomar arraigo en el suelo, coloca las manos como si estuviese abrazando un árbol, con descenso de la pelvis hacia la tierra y la cabeza erguida hacia el cielo. En esta postura la respiración es abdominal y la concentración se dirige hacia el bajo vientre, a la región del dan tian.

Resultados:

El objeto de estas posturas consiste en reforzar la energía vital, la energía esencial del organismo humano llamada jing, por amplificación del yang procedente del cielo así como del yin procedente de la tierra.

Reforzar la energía vital equivale a reforzar las potencias humanas, así por lo tocante a la salud en general como para abrirse a nuevas aptitudes, al aumentar las capacidades potenciales que dormitan en nuestro interior.

En este caso es capital el trabajo estático de la postura en pie.

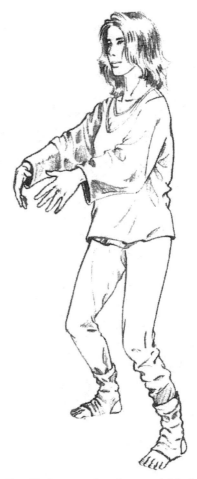

Fig. 42: *Postura de «abrazar el árbol»*

En el presente libro hemos optado por describir la postura clásica de «abrazar el árbol» según la definición académica completa.

◆ **Qi Gong en movimiento**

Más conocidos por sus aspectos espectaculares son los ejercicio Qi Gong de movimiento, éste lento, armonioso, como una especie de danza a cámara lenta, o cuando imita los movimientos de los animales, o cuando los pies y las manos describen gestos que recuerdan las ceremonias de las pinturas faraónicas o las iniciaciones budistas (fig. 43).

Hay muchísimas escuelas, desde el Qi Gong de la golondrina, el de la grulla, el del pato salvaje, pasando por el Qi Gong de Lao Zé, el Qi Gong taoísta de la puerta del dragón, el de la cabeza del dra-

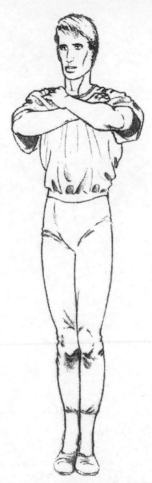

Fig. 43: *Un gesto misterioso de Qi Gong*

gón, el de la inteligencia, el de los ocho tesoros, el de los cinco animales (fig. 44), el de los seis círculos, el del dragón que nada, el de los seis pasos que potencian el dan tian, el del Sol y de la Luna, el del despertar, el de los cinco pasos de los órganos, hasta el Qi Gong que vigoriza los músculos y los tendones, el del sello de la mano roja, el de los seis truenos, etc.

Los chinos aseguran que hay 18.000 variantes y citan además de los ejemplos anteriores el Qi Gong de las escuelas marciales, el Qi Gong de la mano de hierro, el Qi Gong del jinete de acero, el Qi Gong del fénix, el del tigre, el del leopardo, el de la tortuga, el del ciervo, y eso sin mencionar las rutinas breves de Qi Gong de aplicación medicinal.

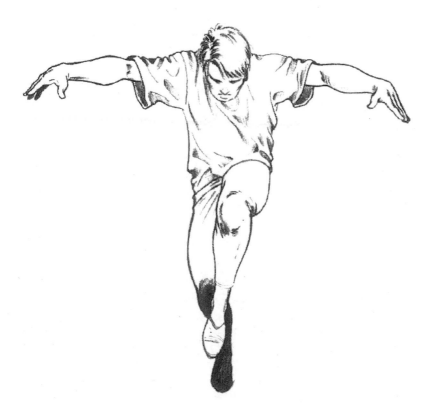

Fig. 44: *El paso de la grulla, del Qi Gong de los cinco animales*

Resultados:

¿Cuál es la finalidad de tantos Qi Gong? ¿Cuál de ellos conviene conocer, puesto que obviamente una vida entera no sería suficiente para aprenderlos todos?

El objeto que persiguen estos movimientos es múltiple.

◆ Conferir flexibilidad al cuerpo

El movimiento quiere conservar la soltura, la docilidad, la elasticidad del cuerpo. En muchos monasterios era práctica obligada el Qi Gong para los monjes en período de meditación. La mayoría de estos ejercicios de Qi Gong comprenden estiramientos moderados y también flexiones, aunque la mayoría de las escuelas de Qi Gong y más señaladamente las de origen taoísta no hacen demasiado hincapié en esto de los estiramientos y las flexiones. Ni éstas ni aquéllos deben ser forzados; el organismo se mueve dentro de sus posibilidades naturales apenas exageradas. Lo demás lo hacen la respiración y la concentración, a fin de liberar la energía y desoxidar las articulaciones.

Se trata de lubricarlas, no de forzarlas. Este movimiento suave es uno de los rasgos específicos de Qi Gong.

El mismo creador del Qi Gong de los cinco animales, el médico Hua Tuo, decía: «Por naturaleza, el cuerpo humano desea trabajar, ejercer una actividad; sin embargo, no hay que esclavizarlo hasta el límite. Con un cierto grado de actividad la energía aportada por los alimentos ingeridos puede distribuirse eficazmente. Cuando la sangre circula libremente en los meridianos, la enfermedad no encuentra donde fijarse. Así el cuerpo es como una puerta montada sobre sus goznes; si se utiliza con regularidad, las bisagras no llegarán a oxidarse.»

No veremos un *stretch* importante en muchas de las disciplinas de Qi Gong; de ahí que éste se adapte magníficamente a las personas de edad avanzada y a quienes sufren de determinados impedimentos con cierto grado de anquilosamiento.

Sin embargo, y por si alguien echase en falta los estiramientos y las flexiones intensas, se le ofrecen cinco soluciones:

Alternar con el deporte convencional o la gimnasia clásica, el *stretch*, las posturas de yoga o incluso ciertas variedades de Qi Gong que sí conceden un lugar destacado a los estiramientos, como es el caso del zhi neng Qi Gong o del «estiramiento de los 12 meridianos».

◆ **Reforzar el tono muscular**

En realidad éste no es un objetivo de Qi Gong sino un resultado automático. Qi Gong no va dirigido a la musculación, salvo algunas escuelas aplicadas a las disciplinas marciales «duras». De tal manera que, si realmente deseamos aumentar el volumen de nuestros músculos, podemos alternar el Qi Gong con ejercicios de musculación, ya que lo uno no quita lo otro, siempre que se mantenga un intervalo de dos horas, aproximadamente, entre una y otra práctica.

◆ **Activar la circulación de la energía en el organismo**

Es el objetivo genuino de Qi Gong, atendiendo que los movimientos de estiramiento y de flexión en realidad no son sino medios para facilitar la circulación de la energía; de paso, confieren flexibilidad al cuerpo, tonifican los músculos, pero lo esencial es la circulación descrita.

Ahora bien, al aumentar la circulación de la energía, ciertos movimientos van a servir también para captar la energía de la tierra, de los cielos, del cosmos, de los astros, de los árboles; otros movimientos eliminarán la energía viciada.

Así pues, el Qi Gong de movimiento no sólo fomenta la circulación de la energía sino que además la acrecienta. En esto la concentración desempeña un papel importante.

Cada Qi Gong tiene su aplicación específica. Algunos son terapéuticos en el sentido de que vigorizan un órgano determinado, o combaten tales o cuales síntomas: unas hemorroides, una miopía, una diabetes, una hipertensión, unos zumbidos del oído, etc. Otros Qi Gong desarrollan la virtud curativa de las manos (en la imposición de manos), como el Qi Gong de la oca salvaje, el del monte Wu Dang, el del sello de la mano roja, etc.

El resultado de todos estos Qi Gong depende de un mismo principio: la respiración y el movimiento enseñan a dirigir la concentración que a su vez pone en marcha la circulación de la energía.

En este libro hemos optado por estudiar los ocho célebres movimientos de las Ba Duan Jin, o las ocho piezas de brocado también llamadas los ocho tesoros: porque figuran entre los más clásicos y eficaces, y porque no implican ningún peligro. Incluso ejecutándolos mal, o de una manera aproximada, los efectos se percibirán siempre en sentido positivo.

◆ **El Qi Gong sentado** (fig 45)
La tercera manera de practicar Qi Gong es sentados, bien sea al borde de una silla, o bien sobre un almohadón, en la postura del sastre. En estas condiciones de inmovilidad y comodidad, el trabajo principal recae sobre la concentración, con ayuda de la respiración. Ésta es abdominal, con dos posibilidades: o dejar que se dilate el vientre durante la inhalación y se contraiga durante la exhalación, o bien al revés, contraer el vientre para inhalar el aire y dilatarlo para exhalar.

Resultados:

Los objetivos principales del Qi Gong sentado son de dos órdenes:

◆ Primero, potenciar la energía vital contenida en el dan tian exclusivamente por medio de la respiración y la concentración. Este ejercicio completa los ejercicios estáticos de pie y los de Qi Gong en movimiento.

◆ Segundo, poner en circulación esa energía, de manera voluntaria

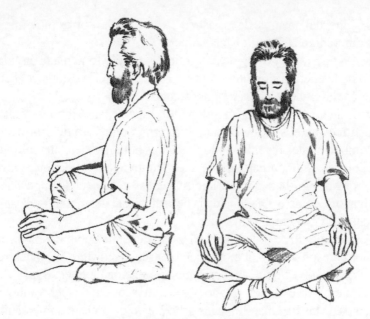

Fig. 45: *Qi Gong sentado*

y consciente, utilizando las redes particulares de los meridianos especiales. Estos ejercicios constituyen la preparación indicada para la meditación taoísta, por si interesa a alguien.

En el presente libro el lector descubrirá las respiraciones y practicará, si así lo desea, la respiración del dan tian, cuya finalidad estriba en aumentar la vitalidad activando la energía esencial jing.

Recapitulación

Lo lógico y también lo más útil es practicar todos los días estas tres formas de Qi Gong. El mínimo exigible es de 10 minutos de pie, 10 minutos de movimiento y 10 minutos sentados; es decir la dedicación de media hora al día.

El primer ejercicio de Qi Gong, estático y de pie, servirá principalmente para potenciar la energía esencial. El segundo, de movimiento, activará la circulación de dicha energía por todo el organismo y ayudará a soltar las articulaciones. En el tercer ejercicio se refina y transforma la energía.

Sin embargo, la energía también circula y se purifica en la posición de pie, y más adelante veremos cómo se hace. El Qi Gong de movimientos también capta y refina la energía. En Qi Gong sentado circula y también se potencia. Pero cada una de esas tres fases tiene sus indicaciones específicas y la práctica equilibrada no puede prescindir de ninguna de ellas.

Se admiten algunas excepciones, no obstante. Los deportistas de alta competición, si no disponen de tiempo suficiente, pueden limitarse a practicar la postura estática de pie para aumentar sus rendimientos atléticos. Otros individuos apresurados, o que estén ya familiarizados con la meditación, tendrán bastante con los ejercicios de Qi Gong en movimiento.

Los adeptos de yoga o de las artes marciales, como por ejemplo Tai Ji Quan, se reservarán una práctica preferente de la postura de «abrazar el árbol» y de los ejercicios en postura sedente. Los ancianos, los muy fatigados o los reducidos a vivir en una silla por minusvalías graves podrían lograr buenos resultados con sólo el Qi Gong sentado.

En esta exposición de los ejercicios a tres niveles, que sigue las enseñanzas de los taoístas, no hemos citado los automasajes. Éstos constituyen sin embargo una fase importante de la disciplina de Qi Gong. Deben incluirse en la práctica cotidiana de una higiene de la salud; por otra parte, resultan sumamente beneficiosos para los grandes impedidos. Con frecuencia recomendamos que se comience la sesión de Qi Gong con unos automasajes, y por tal motivo daremos más adelante una descripción completa de éstos.

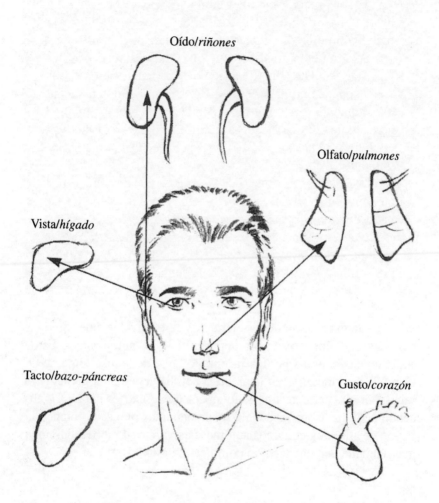

Oído/*riñones*

Olfato/*pulmones*

Vista/*hígado*

Tacto/*bazo-páncreas*

Gusto/*corazón*

18. Los masajes

*L*os masajes de Qi Gong afectan al rostro y a los siete orificios, al cuello y al tórax, a los riñones, el vientre y los miembros. Representan un momento importante en la sesión de Qi Gong. Se practican al comienzo de ésta y sobre todo en las de mañana, al despertar, para poner en marcha la energía y estimular la circulación en los meridianos. En estas condiciones, el masaje es vigoroso, más bien rápido y superficial.

O bien utilizamos el masaje al final de la sesión, para igualar la distribución de la energía acumulada durante el ejercicio. Entonces el masaje es más suave, más profundo y menos rápido.

◆ **El rostro y el cuero cabelludo**
Es un efecto de estímulo de la energía del cráneo, que es Yang y por consiguiente sirve para despertar todas las energías corporales. Por la acción del masaje, cada orificio recibe un influjo de energía y de sangre, con la doble finalidad siguiente:

Estimular el órgano sensorial y el sentido correspondiente: vista, oído, olfato, etc. Practicado con asiduidad, contrarresta el debilitamiento de los sentidos con el paso del tiempo: perderemos menos vista, conservaremos mejor la audición, etc.

Estimular también el órgano interno asociado al órgano sensorial según la teoría de los cinco elementos. Al estimular la oreja hacemos lo mismo con la energía de los riñones; estimular los ojos es activar la energía del hígado; asimismo hay correspondencia entre la nariz y los pulmones, los labios y la energía del bazo y el páncreas, la lengua y la energía del corazón (fig. 46).

El masaje del cuero cabelludo activa la circulación en los meri-

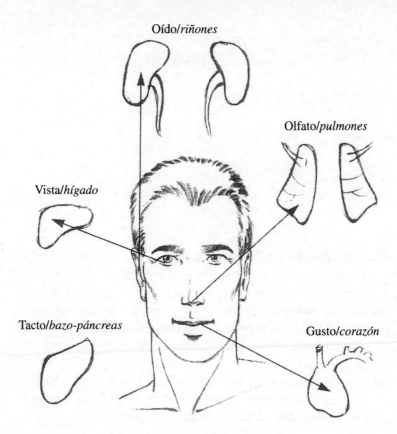

Oído/*riñones*

Olfato/*pulmones*

Vista/*hígado*

Tacto/*bazo-páncreas*

Gusto/*corazón*

Fig. 46: *Los 5 sentidos y los 5 órganos*

dianos de la vesícula biliar y la vejiga; además favorece la penetración de la energía en el cerebro para potenciar la vigilancia mental.

El masaje de cuello potencia la circulación de la energía en las cervicales, el bulbo raquídeo y el cerebelo.

◆ **El cuerpo**
Los puntos del tronco refuerzan los puntos de control de la circulación de energía. Las regiones renal y del bajo vientre despiertan el dan tian, centro de la energía vital.

◆ **Los miembros**
El masaje en los brazos y las piernas activan la circulación en los meridianos siempre y cuando se realice en el sentido de circulación de éstos.

19. Importancia de las manos en Qi Gong

Las manos tienen la consideración de receptoras y emisoras de la energía.

Como receptor, el centro de las palmas, donde se halla el punto *lao gong* (fig. 47), funciona como un radar de energía mediante el cual percibimos en nosotros mismos o en otras personas los vacíos, los fríos, los bloqueos, las inflamaciones en superficie o a distancia del cuerpo energético, de los órganos o de los centros energéticos internos.

En tanto que emisor, el punto lao gong es el más potente de las palmas, pues actúa como un manantial de energía en donde confluyen los tres ríos de los meridianos que descienden a lo largo del brazo: el del pulmón, el del corazón y el del dueño del corazón, éste situado en el centro y confluencia donde se localiza lao gong.

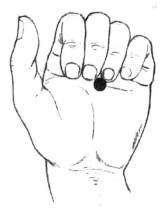

Fig. 47: *El punto lao gong, situado sobre el meridiano del dueño del corazón*

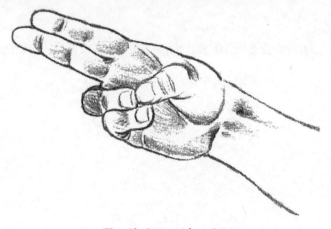

Fig. 48: *La espada mágica*

Asimismo las puntas de los dedos son emisores perfectos; personalmente hemos observado en China cómo los maestros transmitían la energía a distancia por medio del dedo meñique, aunque la emisión es más fácil a través de la extremidad del dedo medio en donde se localiza el meridiano dueño del corazón, tras haber pasado por lao gong, o bien por el extremo del índice. De ahí que reunidos representen un manantial potente de emisión de Qi y de eficacia curativa.

En Qi Gong este ademán recibe el nombre de «la espada mágica» (fig. 48). Jesucristo enseñó a sus apóstoles el mismo gesto sagrado, que es el de la bendición.

En este contexto cumple observar cómo durante la misa, cuando el sacerdote abre las manos y los brazos vueltos hacia el cielo, ese gesto sirve para invocar la presencia del Espíritu Santo. El mismo gesto en Qi Gong se dice que sirve para «captar la energía de los cielos». Y también cuando el sacerdote se vuelve hacia la congregación para invitar al *Orate Fratres,* abre las manos y vuelve ambos lao gong hacia los fieles.

La importancia de las manos en el ámbito religioso es considerable, por consiguiente, para transferir las fuerzas sagradas y el espíritu divino; en Qi Gong lo que se capta son las energías de los cielos y también las de la tierra, las estrellas, los árboles tocándolos directamente o no, los minerales, etc.

Son también las manos el instrumento humano más idóneamente adaptado para emitir la energía curativa y sanar enfermedades. Qi Gong desarrolla en todo adepto, automáticamente y sin que él lo desee, lo quiera ni lo provoque, la sensibilidad y el poder terapéutico de las manos.

Los ejercicios más favorables a ese desarrollo son, en particular:

- Los masajes,
- ciertos movimientos de Qi Gong que se ejecutan de pie,
- la postura de «abrazar el árbol».

Son los masajes, sin embargo, el ejercicio por el cual nos entrenamos todos los días sobre nosotros mismos y ponemos a prueba el poder curativo de nuestras manos.

Al cabo de cierto tiempo de práctica, los expertos consiguen, por ejemplo, reducir el contenido alcohólico de un vaso de vino o de whisky. Es una demostración del poder de las manos, aunque desde luego no la única.

Hemos recibido en nuestro instituto a los maestros chinos y algunos de ellos nos hicieron esa demostración, a título de ejercicio sencillo demostrativo de su capacidad. Pero también ellos se asombran cuando les enseñamos que algunos de nuestros alumnos también lo consiguen. Uno de éstos incluso es capaz de rebajar la proporción de nicotina de un cigarrillo antes de encenderlo, de manera que un cigarrillo rubio corriente viene a resultar tan ligero como un *super light* de la misma marca. Es un experimento curioso.

Por estas razones, cuando se practican los masajes debe hacerse previamente el vacío mental, instaurando el estado llamado yi shou. Lo único que debe importar es la presencia de la energía en nuestras manos y en la parte corporal tratada mediante el masaje. Como en un sueño distendido, ligero, dejamos que nos obnubile o hipnotice la acción de nuestras propias manos sobre el rostro o el cuerpo. Entonces el masaje se convierte en un crucero por el reino de la energía.

20. Fricción de las manos

S iempre nos frotaremos las manos antes de cada sesión de masaje, y lo mismo entre dos masajes. Para ello friccionamos las palmas tras reunirlas con ligera presión, poco a poco, al objeto de calentarlas y de concentrar el Qi en ellas. Al mismo tiempo nos concentraremos mentalmente en los puntos lao gong y en las puntas de los dedos (fig. 49).

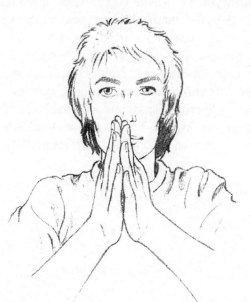

Fig. 49: *Fricción de manos*

21. Masaje del rostro

*E*n sentido descendente, las manos sobre la frente por delante hacia los ojos, las mejillas, la boca, y hasta la barbilla, en donde las separamos y emprendemos la trayectoria ascendente por los lados de la mandíbula, por delante de las orejas, hacia las sienes.

Fricción ligera en sentido descendente, algo más intensa hacia arriba.

Practíquese de 10 a 15 veces (fig. 50).

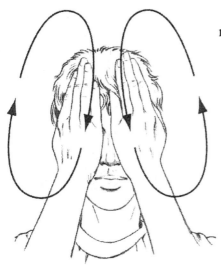

Efectos: Este masaje vigoriza toda la energía del rostro, tonifica la piel y los músculos faciales. Por el sentido que se le imprime, este masaje contrarresta la flaccidez facial y ayuda a prevenir la formación de arrugas.

Fig. 50: *Masaje del rostro*

22. Masaje alternativo de la frente

*E*fectuar la fricción de manos, y luego masajearse la frente alternativamente con una y otra mano, como si nos la enjugáramos (fig. 15), hasta totalizar 15 pases con cada mano.

Efectos: Tonifica los puntos de acupuntura de la frente y favorece la circulación sanguínea y energética en los senos frontales así como a nivel cutáneo, con señalado efecto antiarrugas.

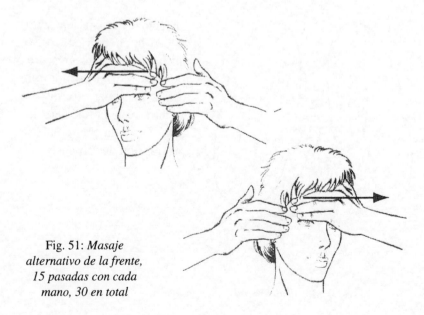

Fig. 51: *Masaje alternativo de la frente, 15 pasadas con cada mano, 30 en total*

23. Masaje del cuero cabelludo

*E*fectuar la fricción de manos y en seguida, usando los dedos como si fuesen las púas de un peine, los apoyamos sobre el cuero cabelludo, por donde irán avanzando en vaivén corto de adelante hacia atrás como si quisiéramos despegar el cuero cabelludo del cráneo, hasta 15 veces.

Acto seguido, apoyar las uñas en el cuero cabelludo y pasarlas de una sola vez de adelante atrás (sin vaivén), con bastante lentitud y arañando el cuero cabelludo con más o menos fuerza según nos parezca conveniente. Repetir 15 veces (fig. 52).

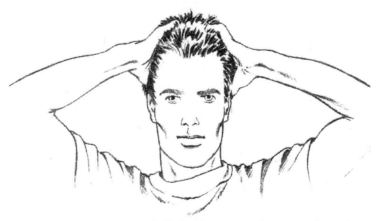

Fig. 52: *Masajear el cuero cabelludo 15 veces con las yemas de los dedos, 15 veces con las uñas*

Efectos: Al masajear y dar soltura al cuero cabelludo la piel respira mejor y tonificamos los cabellos; este masaje es útil contra las alopecias y demás afecciones del cuerpo cabelludo que producen la pérdida del cabello.

Cuando arañamos la piel del cráneo, sin exagerar por supuesto, fortificamos en gran medida la microcirculación capilar y la irrigación sanguínea vitaliza la raíz del pelo.

Al mismo tiempo, este masaje provoca el influjo de energía en los meridianos de la vesícula biliar y de la vejiga, que tienen su ramificación cerebral, e incluso se vigoriza el cerebro.

Es una práctica útil incluso fuera de las sesiones formales, por ejemplo en cualquier área de descanso durante los largos viajes en coche, para quitarse la fatiga del volante.

24. Masaje de los ojos

*D*espués de una enérgica fricción de manos para calentarlas de nuevo, las apoyamos de plano sobre los ojos y seguidamente las alejamos hacia las sienes, al tiempo que frotamos toda la región de los ojos, los párpados, las cejas. El meñique, colocado debajo del ojo, masajea el arco óseo de la órbita (fig. 53).

Efectos: Fortifica los ojos y la visión, y aporta el descanso tan necesario después de una larga actividad que haya exigido gran concentración visual, o atención a una pantalla informática. Además de fortalecer la energía de los ojos potencia la del hígado. Al presionar ligeramente sobre los párpados estimulamos también la energía del corazón. El masaje sobre los ojos activa simultáneamente todos los puntos de acupuntura de estos órganos.

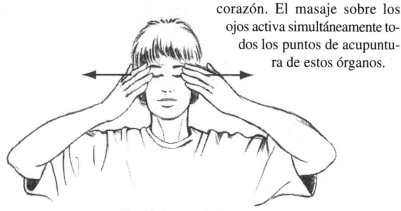

Fig. 53: *Masaje de los ojos*

25. Masaje de la nariz

espués de la fricción de manos, masajeamos con el dedo índice los costados de la nariz desde las aletas hasta el entrecejo, en vaivén (fig. 54), 30 veces.

Efectos: Destapa la nariz, estimula el olfato, tonifica la energía de los pulmones y actúa sobre los puntos reflejos de la nariz.

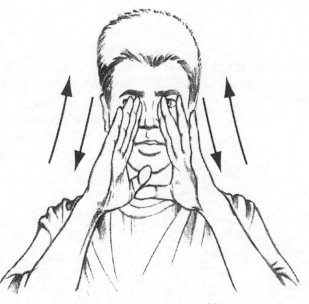

Fig. 54: *Dar masaje a la nariz 30 veces*

98

26. Masaje de los labios

espués de la fricción de manos, colocamos un dedo índice en postura longitudinal por encima del labio superior, a medio camino entre la nariz y el labio, y el otro índice debajo del labio inferior, en el hueco del mentón.

Masajear 15 veces, tras lo cual invertimos la postura de los dedos: el que estaba arriba, abajo y viceversa, para masajear 15 veces más (fig. 55).

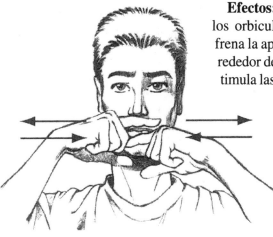

Efectos: Estimula los músculos orbiculares de los labios y frena la aparición de arrugas alrededor de la boca. También estimula las energías de los órganos bazo-páncreas y estómago.

Fig. 55: *Masaje de los labios, 30 veces*

27. Masaje de las orejas

ras friccionarnos las manos tomamos cada oreja entre el anular y el medio del lado correspondiente y masajeamos vigorosamente de abajo arriba y de arriba abajo (fig. 56), 30 veces.

Luego nos cubrimos las orejas con las palmas de las manos y masajeamos de atrás adelante y de adelante atrás doblando y desdoblando los pabellones auriculares (fig. 57), 30 veces.

Pellizcar el pabellón entre el índice y el pulgar y darle masaje.

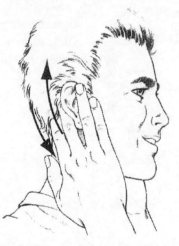

Fig. 56: *Masaje de las orejas 30 veces*

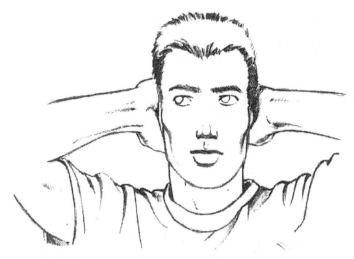

Fig. 57: *Masaje de las orejas de adelante atrás 30 veces*

Efectos: Estimular las circulaciones energética y sanguínea en los pabellones de las orejas y en el mismo oído. Potencia la audición, aunque existen otros masajes especializados cuando se trata de actuar sobre este sentido.

Las orejas guardan correspondencia con los riñones; al dar masaje a las orejas estimulamos dichos órganos.

Por otra parte, los pabellones de las orejas son zonas reflejas en donde se proyecta todo el organismo, de modo que al estimularlos activamos todos los puntos reflejos del cuerpo y fortalecemos todas las funciones en conjunto (fig. 58).

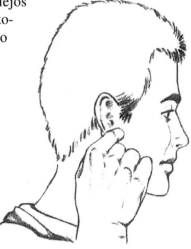

Fig. 58: *Masaje del pabellón*

28. Masaje del palacio del viento

Nos frotamos las manos para calentarlas y con el pulgar o la yema del índice, o con todos los dedos a la vez, frotamos el hueco profundo que se halla a izquierda y derecha en la base del cráneo, y que corresponde a un punto de acupuntura (figs. 59 y 60).

Presionar 30 veces con fuerza, o describir otros tantos círculos pequeños frotando enérgicamente.

Efectos: Ayuda a conciliar el sueño, sosiega el espíritu, combate los dolores y previene las jaquecas.

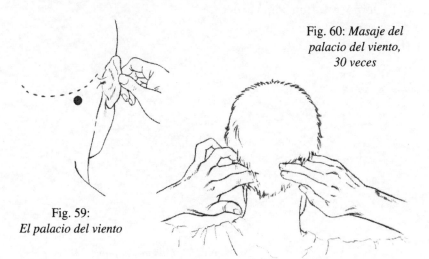

Fig. 60: *Masaje del palacio del viento, 30 veces*

Fig. 59:
El palacio del viento

29. Masaje de la nuca

*L*as manos descansando de plano sobre el hueso del occipucio, van bajando a uno y otro lado de las vértebras cervicales hasta llegar al músculo trapecio (fig. 61); repítase 30 veces.

Efectos: Favorece la circulación de la sangre y la de la energía en la región del bulbo raquídeo, estimula los centros reflejos de dicha región y desentumece la nuca. Previene la artrosis y el anquilosamiento de las vértebras cervicales, y regula el sueño.

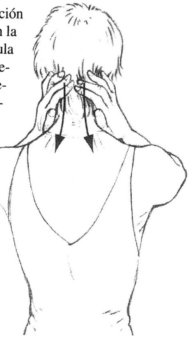

Fig. 61: *Dar masaje a la nuca 30 veces*

30. Masaje del palacio de los centros vitales

*E*fectuamos la fricción de las manos, cruzamos los brazos y apoyamos 3 dedos de cada una de plano sobre los palacios de los centros vitales (o *shu fu*), que se localizan en el ángulo interno que forman las clavículas con el esternón. Friccionar diagonalmente en vaivén (fig. 62).

Efectos: Favorece la circulación de la energía hacia la parte superior del cuerpo, su descenso y su distribución en todo el organismo; activa la circulación en el sistema linfático.

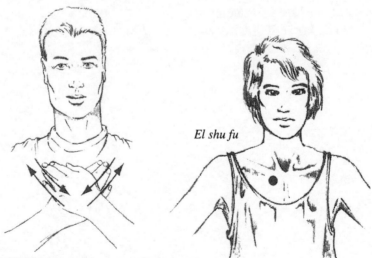

El shu fu

Fig. 62: *Palacio de los centros vitales*

31. Masaje del «gran lo» de la energía y del palacio de los centros vitales

*S*iempre con los brazos cruzados, unimos los dedos haciendo pico y con una mano percutimos el palacio de los centros vitales del lado opuesto, mientras la otra mano hace lo mismo en el punto situado como a dos anchos de mano debajo de la axila (fig. 63); repetimos 30 veces y luego invertimos simétricamente la postura para otras 30 repeticiones.

El punto en cuestión abre el «gran lo» de la energía, por donde ésta se distribuye en las carnes y los músculos.

Efectos: Favorece la circulación de la energía nutricia por todo el organismo, estimula la circulación de los líquidos en los tejidos, y por una y otra causa combate la celulitis.

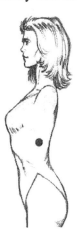 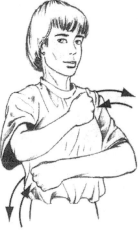

Fig. 63: Masaje del gran lo de la energía y del palacio de los centros vitales, 30 veces

105

32. Fricción del ming men con los puños

Cerramos los puños, pero sin apretar el pulgar sobre el índice, sino colocándolos en forma de anillo, aproximadamente (fig. 64). Con esta disposición llamada «la boca del tigre» por los chinos masajearemos la región renal a uno y otro lado de la columna vertebral describiendo giros, 15 veces en un sentido y otras 15 en sentido contrario (fig. 65).

A continuación, y con los puños apretados, percutiremos con fuerza sobre el ming men, alternativamente a derecha e izquierda (fig. 66).

Efectos: Vigoriza la región lumbar, evita las torceduras y lumbalgias, en particular las de esfuerzo, las debidas a largas permanen-

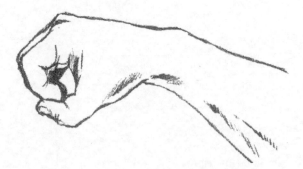

Fig. 64: *Postura de «la boca del tigre»*

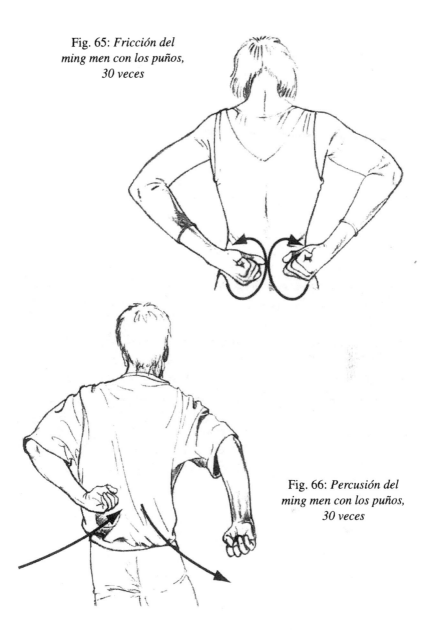

Fig. 65: *Fricción del ming men con los puños, 30 veces*

Fig. 66: *Percusión del ming men con los puños, 30 veces*

cias en pie y las de la mujer menstruante. Refuerza y energiza el funcionamiento de los riñones y activa la energía esencial o vital jing que se almacena en estos órganos así como en la región del ming men comprendida entre ellos.

33. Masaje del dan tian

*f*riccionamos las manos y las posicionamos oblicuamente sobre el *dan tian* (fig. 67) para dar masaje en el sentido que indican las flechas (fig. 68) alternativamente, es decir que al tiempo que una de las manos sube la otra baja. Realizado de manera correcta nos comunica una sensación de calor difuso en la piel que luego, después del masaje, irradia hacia el interior, hacia el dan tian.

Seguidamente, con los puños percutimos alternativamente la región del dan tian, debajo del ombligo (fig. 69). A evitar por parte de las embarazadas, como es obvio.

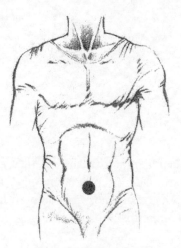

Fig. 67: *El dan tian*

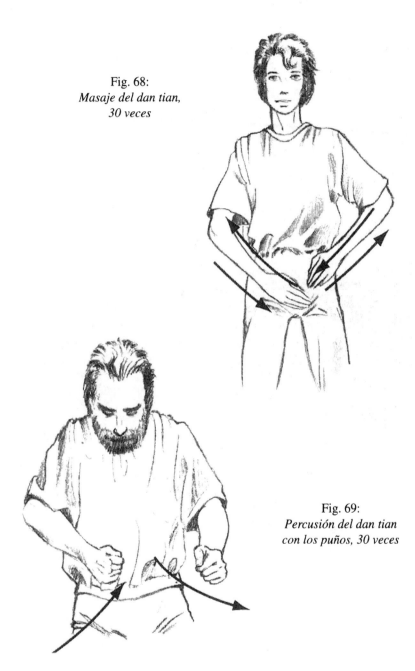

Fig. 68:
*Masaje del dan tian,
30 veces*

Fig. 69:
*Percusión del dan tian
con los puños, 30 veces*

Efectos: Tras haber activado la energía del ming men la conducimos hacia el dan tian, que es su «hogar» inferior, donde se opera su refino y conversión en energía sutil y caliente, para ser reexpedida hacia los meridianos.

34. Masaje de los brazos en el sentido de los meridianos

*D*espués de friccionar las manos y con la mano izquierda abierta, masajear el brazo derecho en sentido descendente por la cara interna, hasta llegar a la palma de la otra mano (fig. 70), continuando luego en sentido ascendente desde el dorso de la mano hasta el hombro (fig. 71). Lo repetimos 15 veces y luego cambiamos de brazo, para dar masaje al izquierdo con la mano derecha, hasta totalizar las 30 veces.

Efectos: Ese masaje sigue el sentido de circulación de los meridianos de acupuntura, y estimula por tanto y acelera la circulación del Qi por esta red, facilitando la propagación de la energía acumulada en el dian tian.

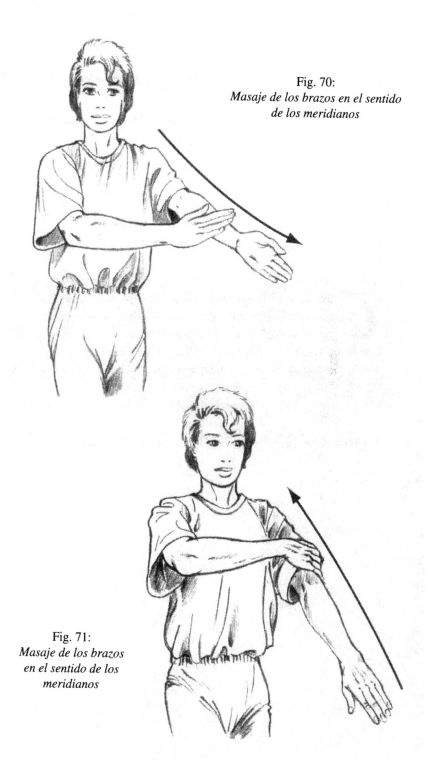

Fig. 70:
Masaje de los brazos en el sentido de los meridianos

Fig. 71:
Masaje de los brazos en el sentido de los meridianos

35. Masaje de las piernas en el sentido de los meridianos

Calentamos las manos mediante la fricción y las posicionamos en lo alto del muslo, sobre la cara posterior y los lados; desde esa postura descenderán hasta los meñiques de los pies (fig. 72), para subir luego desde los dedos gordos hasta la entrepierna por las caras interiores de los muslos (fig. 73). Repítase 30 veces.

Efectos: Los mismos que en el caso de los brazos.

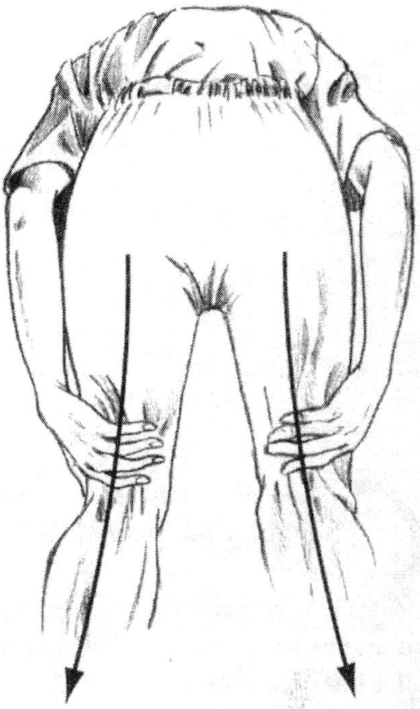

Fig. 72:
*Masaje de las piernas en el
sentido de los meridianos*

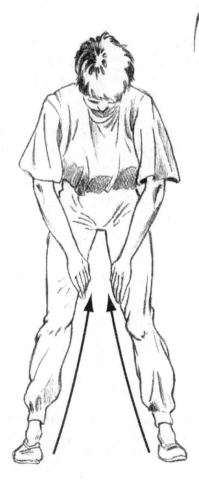

Fig. 73:
*Masaje de las piernas
en el sentido de los
meridianos*

113

36. Experiencia del masaje, experiencia de la energía

Cuando este masaje se practica por la mañana despierta la energía, y nos pone en forma para la práctica de otros ejercicios.

No se crea por eso que los masajes sean secundarios, ya que surten un efecto sumamente importante por sí mismos. Su práctica regular refuerza los tejidos, fortalece los órganos de los sentidos y notamos cambios muy definidos en el estado general. Algunas personas afirman que nunca querrían prescindir de ellos porque han observado que estos masajes, literalmente, alimentan los tejidos. Otros, sin haber practicado de Qi Gong sino precisamente los masajes, corroboran una mejoría de su estado de salud y su vigor.

Entre los efectos más asombrosos que comunican nuestros alumnos está la reducción del índice de colesterol exclusivamente por medio de masajes, sin ningún otro ejercicio y sin cambio de régimen.

El masaje de Qi Gong es útil a todas las edades, a los niños, los adultos y los ancianos. Pero son estos últimos quienes notan más poderosamente los efectos, tal vez porque habían perdido la sana costumbre de tocarse el cuerpo y prestar atención a sus sensaciones.

Por la mañana, si tenemos prisa porque se nos han pegado las sábanas y disponemos sólo de cinco a diez minutos, sería contraindicado prescindir de los masajes para pasar directamente a los ejercicios; en tal caso quizá resultará preferible dedicar ese tiempo exclusivamente a aquéllos.

Cuando practiquemos los masajes sobre nosotros mismos procederemos con enorme atención y aplicación, como emulando a un gato que se lame; en realidad viene a ser lo que hacemos, sólo que sin saliva... sino con la energía, con las palmas de las manos y los puntos lao gong.

Hay que concentrarse para dirigir el espíritu hacia las palmas de las manos; por eso las friccionamos para calentarlas, para atraer la energía a ellas antes de aplicarlas sobre la región que debe recibir el masaje, y lo mismo si vamos a actuar con los dedos o las yemas de los dedos.

Es menester interiorizarse en cada una de las regiones del cuerpo para notar con más intensidad la circulación de la energía a partir de las manos. Imaginemos que ésta no sólo irradia por toda la superficie de la piel sino que además penetra en la epidermis, la dermis, y finalmente las capas profundas del organismo.

Entre masaje y masaje friccionaremos de nuevo las palmas de las manos, a fin de renovar la aportación de energía.

El tiempo medio de los masajes, con arreglo al programa desarrollado en los capítulos anteriores y por series de 15 y de 30 repeticiones, es de unos 10 minutos.

Se trata de una mera indicación, ya que cada uno debe determinar por sí mismo la cantidad de ejercicio que necesita. En algunas partes del cuerpo se obtendrá más pronto; en otras la energía tarda más en circular. Lo nota por instinto el que ha aprendido a concentrarse, a interiorizarse y a comunicar con las raíces de su propio cuerpo.

También puede intentarse la experiencia siguiente, que está al alcance de todo el mundo: una gran sesión de masaje. Doblaremos, triplicaremos o incluso cuadruplicaremos el número de repeticiones, hasta 100 o 150 repeticiones para cada región, con suavidad, despacio, sin apresuramientos, y concentrándose como es debido. Sólo así conoceremos la verdadera potencia del masaje. Una verdadera sesión bien administrada, aunque no sea tan larga, deja efectos duraderos. A veces la repercusión aún se nota activa al cabo de dos o cuatro horas después. Es una experiencia que convence al más escéptico. Los masajes ocupan lugar destacado en la medicina china y el Qi Gong de aplicación terapéutica.

No descuidemos, por tanto, su práctica regular.

En los impedidos, cuanto mayor sea el problema de motilidad más tiempo deben dedicar a los masajes. Con frecuencia, y en una primera etapa, éstos ayudarán a desentumecer el cuerpo y devolverle alguna flexibilidad.

Pero tienen además un efecto más sutil sobre el organismo en su totalidad, menos físico y «grosero» de lo que se pudiera pensar. El masaje largo, prolongado, profundo, regular, además de movilizar la energía modifica la conciencia. El paciente nota como un ligero vértigo, o mejor dicho, como si tuviese la cabeza menos llena de pensamientos y más clara, tal vez con un tenue rumor en los oídos y en algunos casos, incluso con sensaciones luminosas.

Una observación final, y no desprovista de importancia: los masajes no suponen absolutamente ningún peligro.

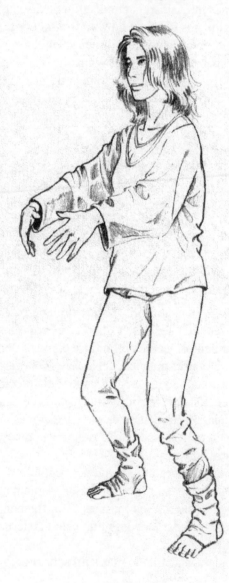

37. Abrazar el árbol

L a práctica de la postura de «abrazar el árbol», zhan zhuang gong o arraigar la energía de pie confiere toda su dignidad al Qi Gong, toda la potencia y la espectacularidad de ese arte. Si practicamos Qi Gong y no practicamos el «abrazar el árbol», no pasa nada: viene a ser como una gimnasia útil, pero no haremos grandes progresos. Pero si practicamos Qi Gong incluyendo esa postura, llegaremos muy lejos. La disyuntiva puede parecer muy terminante, pero no hay otra manera de expresarla.

Su potencia es tal, que la han adoptado todas las escuelas de Qi Gong (la médica, la de artes marciales, la espiritual); es el acervo común, el puente entre todas esas intenciones tan alejadas las unas de las otras como mejorar la salud, convertirse en un guerrero invulnerable, o elevarse espiritualmente.

¿Por qué?

Éste es el tema que vamos a desarrollar aquí con detalle.

La finalidad que se busca con la postura de «abrazar el árbol» es la de captar la energía de la tierra, de ahí la ligera flexión de rodillas.

Pero también se intenta captar la energía del cielo. Por eso la cabeza se estira a partir de la nuca como si estuviese en suspensión.

También queremos saturar de energía esencial el dan tian, motivo por el cual abrimos el ming men suprimiendo la curvatura del raquis lumbar.

Además se trata de activar la circulación de la energía por los meridianos principales; a tal efecto abrimos los brazos y separamos los omóplatos para abrir la séptima vértebra cervical a los meridianos yang que se cruzan en un punto situado justamente debajo de ella. También ahuecamos un poco el pecho y «vaciamos» las axilas para que la energía yin salga del tórax hacia los dedos.

Por último, tratamos de intensificar la circulación de la energía vital jing en los meridianos reservados du mai y ren mai. A este efecto la punta de la lengua se mantiene en contacto con el paladar.

Éstas son las recomendaciones principales de la tradición taoísta para obtener una buena actividad energética en esta postura.

Pasamos a estudiar cómo se adopta la postura con los 19 puntos de concentración.

38. La postura inicial

- ◆ De pie, los pies juntos.
- ◆ Las piernas estiradas pero no rígidas.
- ◆ El peso del cuerpo se reparte armoniosamente sobre toda la superficie plantar de los pies.
- ◆ La columna vertebral recta.
- ◆ La curvatura lumbar debe borrarse, las vértebras lumbares en línea con el sacro.
- ◆ El sacro quiere desplazarse hacia abajo.
- ◆ La cima del cráneo quiere desplazarse hacia arriba.
- ◆ Dejamos que el peso del cuerpo recaiga sobre el dan tian relajando completamente la espalda y sobre todo la región lumbar.
- ◆ Los brazos están distendidos desde los hombros hasta las puntas de los dedos.
- ◆ Las axilas se «vacían».
- ◆ Los ojos semicerrados no miran nada concreto, como si hubiese caído un velo invisible sobre nuestros párpados.
- ◆ Los ojos parpadean lo menos posible, aunque sin forzarse.
- ◆ La mirada interior se vuelve hacia el dan tian.
- ◆ Instalamos la «sonrisa interior» y cobramos conciencia de las oscilaciones del cuerpo sobre la planta de los pies, a la izquierda, a la derecha, adelante y atrás.
- ◆ Buscamos la inmovilidad y la ausencia casi total de oscilaciones.

♦ Respiramos con el vientre (el bajo vientre sobre todo se dilata al inhalar y se contrae al exhalar); la respiración se prolonga cada vez más sin aumentar su amplitud, siempre silenciosa y sutil.

Efectos: Esta posición inicial es también la postura base del trabajo estático de pie en Qi Gong, y representa la primera postura de arraigo de la energía. Cuando la respiración se prolonga y se consigue la inmovilidad al tiempo que mantenemos la concentración sobre el dan tian, «el espíritu está en el dan tian», se manifiestan las sensaciones de acumulación de energía y de calor en esa importante región.

La postura puede mantenerse de cinco a 15 minutos o más. Con ella habremos realizado ya un buen trabajo de arraigo de la energía. Si una persona se halla físicamente débil o padece distracciones, falta de concentración, lo indicado será que practique la postura inicial o de pie durante algún tiempo, como un mes o más, antes de abordar la postura de «abrazar el árbol» propiamente dicha.

Puede ser suficiente para los sujetos de edad avanzada que tienen las piernas debilitadas o temblorosas.

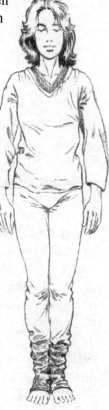

Fig. 74:
Postura inicial

39. La postura de abrazar el árbol
La práctica

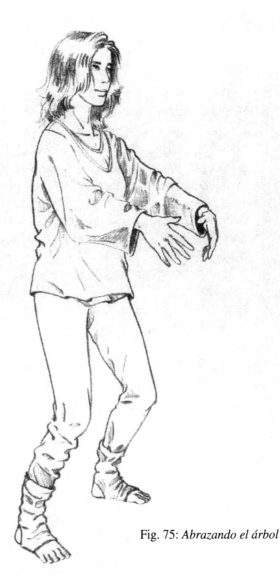

Fig. 75: *Abrazando el árbol*

40. Separación de los pies

◆ Flexionar ligeramente las rodillas y cargar el peso del cuerpo sobre el pie derecho.

◆ Sacar el pie izquierdo hacia el exterior deslizándolo poco a poco sobre el suelo; al mismo tiempo el eje vertical de equilibrio se mantiene sobre el pie derecho (fig. 76).

◆ Alcanzada una separación igual a la anchura de los hombros, apoyar el pie izquierdo en el suelo, paralelo al pie derecho (fig. 77).

◆ Repartir el peso del cuerpo entre ambos pies por igual (fig. 78).

◆ Elevarse sobre las rodillas.

Efectos: La separación de los pies dará estabilidad a la postura y favorecerá la toma de contacto con la tierra.

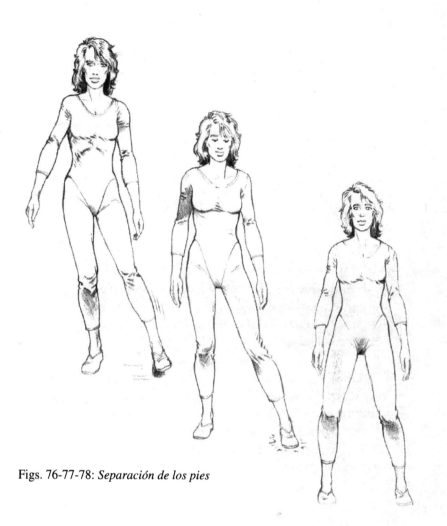

Figs. 76-77-78: *Separación de los pies*

41. Vaciar la planta de los pies

◆ Flexionamos ligeramente los dedos de los pies como si quisiéramos agarrar el suelo. Así se «vacía» el *yong quan*, porque se produce una ínfima incurvación de la bóveda plantar (fig. 70).

ATENCIÓN: Durante todo el ejercicio, la planta del pie debe reposar enteramente en el suelo, recibiendo de manera uniforme el peso del cuerpo.

Puede desplazarse un poco el peso hacia la parte anterior del pie, sobre yong quan, pero los bordes internos y externos así como la planta del pie deben recibir la misma presión.

Efectos: Esta práctica se denomina «vaciar el yong quan» como si este punto hiciese de ventosa para aspirar la energía de la tierra.

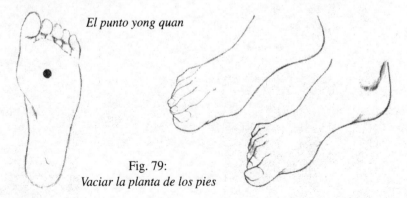

El punto yong quan

Fig. 79:
Vaciar la planta de los pies

42. Flexión de rodillas

- ◆ Descenso lento doblando ligeramente las rodillas, pero sin elevar las nalgas (fig. 80).
- ◆ Las rodillas no deben sobresalir de la vertical que pasa por las puntas de los dedos de los pies (fig. 81).
- ◆ Las rodillas tampoco deben acercarse la una a la otra.
- ◆ Relajar la articulación de las cabezas de los fémures en la cadera; tendremos la sensación de haber elevado ligeramente las rótulas.

Efectos: Al flexionar las rodillas se obtiene el arraigo o toma de contacto con la tierra, cuya energía vamos a captar. Con esa flexión, sin embargo, trabaja la parte inferior del cuerpo, en especial los muslos y la musculatura subumbilical. Pronto se adquiere la resistencia que permite mantener flexionadas las rodillas mucho rato sin que se produzca temblor o tetanismo de los músculos. Al principio parece un poco difícil pero con la práctica, la resistencia mencionadas se instaura mucho más pronto de lo que pensábamos.

No hay que hacer trampa, lo cual significa, en este caso particular, que no deben estirarse las rodillas a medida que notemos la fatiga. Cuando no podamos más es mejor abandonar el ejercicio que continuar ejecutándolo de manera incorrecta.

Hacer trampa con la flexión de rodillas es falsear toda la postura de «abrazar el árbol»; sería mejor que nos fuésemos al cine, en vez de perder el tiempo de esa manera. Por eso, durante la práctica

125

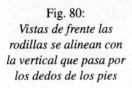

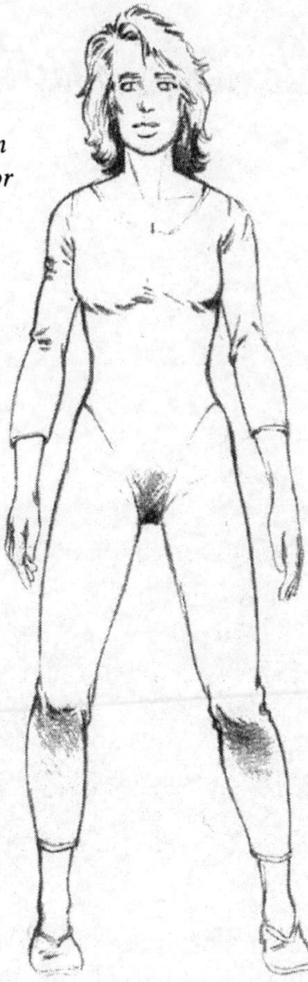

Fig. 80:
Vistas de frente las
rodillas se alinean con
la vertical que pasa por
los dedos de los pies

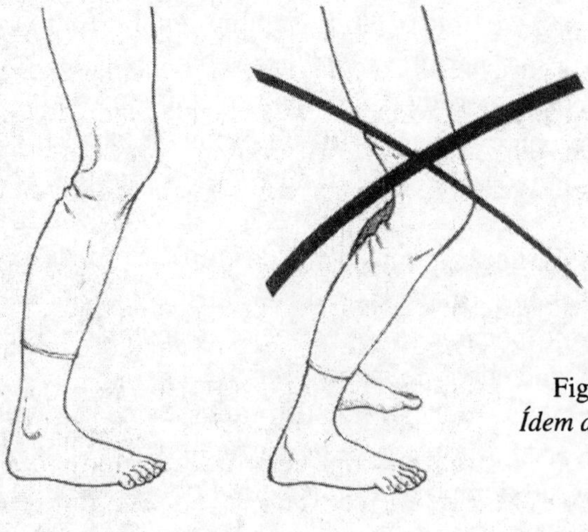

Fig. 81:
Ídem de perfil

es aconsejable verificar la postura de vez en cuando, por si hemos estirado las rodillas sin darnos cuenta.

Los taoístas dicen que se empieza a envejecer por las piernas. Es verdad, los viejos caminan sobre piernas poco firmes; los temblores indican la escasez de las fuerzas y la falta de estabilidad, al principio durante la carrera, luego en la deambulación corriente y para subir o bajar escaleras.

UN TRUCO DE ENTRENAMIENTO

Para medir con exactitud la flexión nos colocamos de cara a una pared, rozándola con las puntas de los pies; entonces flexionamos las rodillas sin elevar las nalgas hasta que las rodillas rocen la pared (fig. 82).

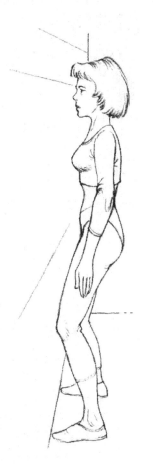

Fig. 82:
Trabajo contra la pared

Pues bien, para los médicos chinos la debilidad de las piernas proviene de una disminución de la energía en los riñones, ya que éstos rigen los huesos y la médula ósea. Esa falta de vigor traduce la de la energía esencial o vital, cuyo agotamiento conduce a la senilidad y la decrepitud.

Retrasaremos la aparición de dichos procesos si empezamos a practicar la postura de abrazar el árbol mientras somos todavía jóvenes y perseveramos en ello regularmente.

Conviene explicar que los efectos del ejercicio son tanto físicos como energéticos: físicos, porque la flexión de rodillas desarrolla la resistencia; energéticos, porque la misma flexión y también los demás aspectos del ejercicio contribuyen a fortalecer la energía vital jing y la de los riñones.

Nunca es tarde para empezar; aunque nos hallemos ya en la tercera edad, los efectos sobre nuestra vitalidad serán apreciables.

43. Ahuecar la cara interior de los muslos

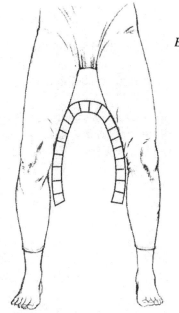

Fig. 83:
*El arco de un robusto
puente*

◆ Mientras flexionamos las rodillas debemos mantenerlas separadas y relajarlas, al igual que las caderas.
◆ Para ayudarnos, imaginemos que los muslos y la entrepierna forman el arco de un robusto puente (fig. 83).
◆ Visualizar un globo muy grande que retenemos entre los muslos.

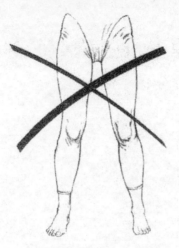

Fig. 84: *Postura defectuosa*

Efectos: Hay que evitar que las rodillas tiendan a juntarse, con lo que pierde fuerza la posición (fig. 84); al mismo tiempo ayuda a mantener relajadas las rodillas y facilita la flexión y el arraigo con la tierra.

Cuando se ha comprendido plenamente la intención del ejercicio resulta más fácil mantener la postura, lo cual se logra con los huesos más que con los músculos, y acaban por relajarse las pantorrillas y los muslos.

44. Elevación del ano

◆ Elevar ligeramente el perineo, lo cual produce a su vez la elevación pasiva del ano.

◆ El esfínter anal no debe contraerse, pero tampoco se halla «abierto» según su estado natural.

◆ Al elevar el perineo el diámetro del ano se estrecha muy escasamente, por tanto, de una manera indirecta y sin llegar a contraerse.

◆ Se procura mantener el ano elevado tanto al inhalar como al exhalar el aire. Esto quizá resulte algo difícil al principio; los noveles pueden elevar el ano sólo durante la inhalación y relajarlo al expulsar el aire. Poco a poco intentaremos mantener la elevación de forma permanente.

Efectos:

Son cuatro:

◆ Al elevar el ano tenemos otro mecanismo de captación de la energía telúrica, y además facilita la exaltación de dicha energía desde la planta de los pies hacia las piernas y luego hacia la parte superior del cuerpo.

◆ Con la elevación del ano se «cierra» esa puerta impidiendo la disipación de Qi. De esta manera retenemos la energía vital y se obtiene su acumulación en el organismo.

◆ Al elevar el ano estimulamos el punto hui yin, «la reunión de los yin» situada en el perineo. Dicho punto se halla directamente vinculado al ming men por vía de un meridiano interno que recorre el dan tian (fig. 85). De tal manera que al elevar el ano producimos una aspiración que determina el descenso de la energía vital jing hacia el perineo y el inicio de su circulación por el meridiano du mai.

◆ Además de elevar la energía de la tierra por los meridianos de las piernas, la elevación del ano da paso a la energía vital a través del meridiano du mai y columna vertebral arriba hasta llegar al cerebro. En ello participan la dinámica de la inhalación y la concentración voluntaria que exalta dicha energía y la hace penetrar en la médula espinal y el cerebro, fertilizando con energía nueva e intensa esos «órganos nobles».

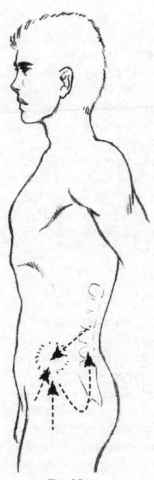

Fig. 85

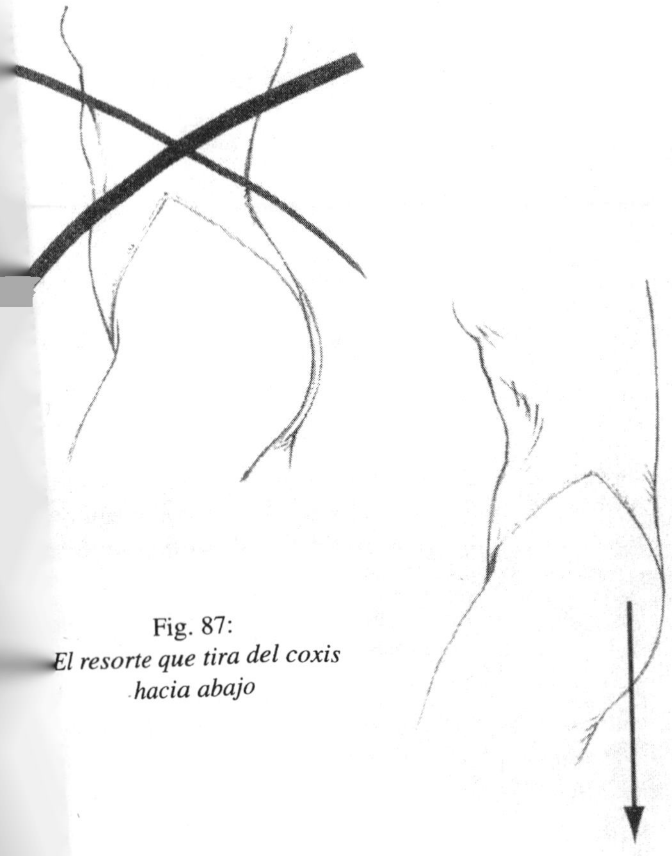

Fig. 87:
*El resorte que tira del coxis
hacia abajo*

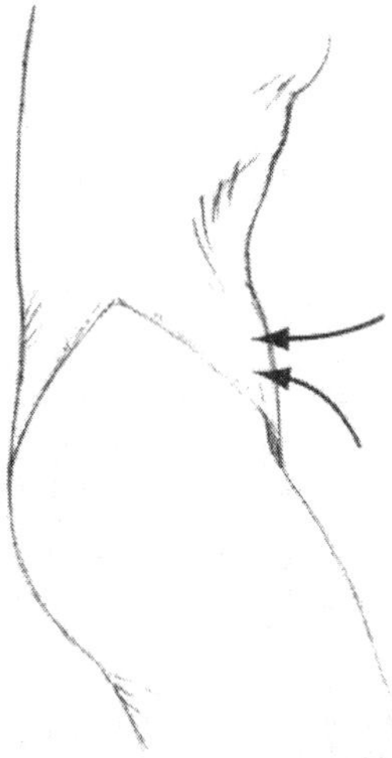

Fig. 86:
*Retracción del bajo
vientre*

...os para conseguirlo:

...ele resultarle difícil al principiante la ejecución de la postu-...eral, sucede que la columna vertebral sigue arqueada y no ...ce la lordosis lumbar; al darse cuenta e intentar corregirlo, ...e desvía de la posición correcta inclinándose hacia delante ...rás.

...uco: Flexionar las rodillas y bajar con la columna verte-...«hurtando» el coxis como si quisiéramos meterlo en un ca-...ién podemos imaginar que estamos flexionando para sen-...orde de una silla, y que nos han retirado esa silla en el úl-...ento dejándonos en equilibrio «sentados sobre el coxis» ...lay que evitar que el busto se incline hacia atrás, así com... ...hacia delante en busca del equilibrio. Esta visualizaci... ...a comprender cómo la pelvis debe bascular un poco b...

◆ Retraemos ligeramente los músculos situados inmedia-tamente por encima del hueso del pubis, o sínfisis pu-biana. Es apenas una leve contracción, la indispensable para sentir el hueso mientras dejamos suelto el resto del abdomen para que respire en libertad; no hay que con-traer todos los abdominales (fig. 86).

◆ De esta manera el abdomen puede respirar, ensancharse de la manera más natural, sin forzarlo al inhalar, y retor-nando normalmente al exhalar, porque en la postura de «abrazar el árbol», como en otras muchas de Qi Gong, se practica la respiración abdominal.

Efectos:

◆ Al retraer los músculos sobre la sínfisis fortalecemos el dan tian y favorecemos la circulación de su energía por el resto del organismo, en cierta medida como cuando apretamos un globo para comprimir el aire que contiene.

◆ La elevación del ano coadyuva a este resultado.

Al principio resulta difícil hacer todo esto al mismo tiempo: contraer el ano y el pubis, y respirar libremente con el vientre. La práctica y el entrenamiento enseñan a distinguir y a controlar cada uno de los músculos.

46. Relajación lumb

◆ Elevamos los hombros y los relajam
tiempo que exhalamos el aire, lo cua
musculatura lumbar.

◆ Al flexionar las rodillas prestamos a
las nalgas, con lo cual mantenemos
vertical y el sacro en línea con las
Las caderas están relajadas, las cab
bien asentadas en sus cuencas, lo cu
dillas como si las hubiéramos atorr
flexionada.

◆ A continuación hay que verifica
lumbar se halle bien relajada. P
mos imaginar que nuestra pelvis
que los músculos lumbares y d
fuerza suficiente para retenerla,
por soltarla.

◆ En estado de relajación lumbar
posición vertical y desaparece la
lumbares, es decir la lordosis. E
el raquis queda en línea recta,
estirado.

◆ Se acusa la impresión de que l
partir de la cintura como una p
abajo como si colgara del coxi
hacia la tierra, aunque sin for

Dos tru
Como s
ra en ge
desapare
a veces
o hacia a

Primer
bral recta
jón. Tam
tarnos al
timo mor
(fig. 88).
inclinarse
nos ayuda

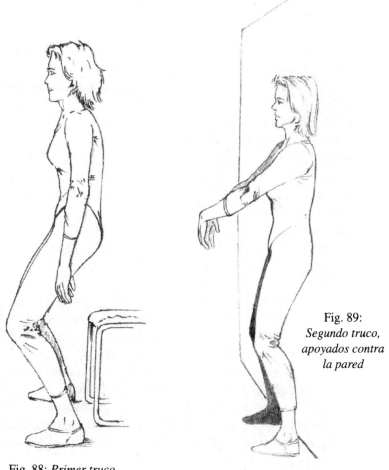

Fig. 89:
*Segundo truco,
apoyados contra
la pared*

Fig. 88: *Primer truco,
«sentarse sobre el coxis»*

delante y cómo hay que doblar las ingles para poner en línea recta el coxis, el sacro y las vértebras lumbares.

Segundo truco: Con la espalda y los talones contra una pared, flexionamos las rodillas; durante el descenso, el coxis, las lumbares y las dorsales deben mantenerse en contacto con la pared, con lo cual tendremos la demostración de que el coxis y el sacro están verticales y hemos eliminado la lordosis lumbar (fig. 89).

Prueba: He aquí una prueba que permite verificar la flexibilidad lumbar, para saber si somos capaces de rectificar la columna y suprimir su lordosis. Este recurso nos ha sido comunicado por un experto chino en Qi Gong.

◆ Se elige un árbol cuyo tronco tenga unos 60 a 80 cm de diámetro, bien recto y a ser posible, perfectamente vertical.
◆ Nos colocamos frente al tronco, las puntas de los pies contra la base de éste.
◆ «Abrazar el árbol» pero sin tocarlo, abarcándolo con los brazos, y con las manos por la parte posterior.
◆ Flexionar las rodillas, manteniendo los brazos perpendiculares de frente, las manos rozando el tronco, hasta quedar en cuclillas con las nalgas apoyadas en las piernas, pero sin levantar los talones.
◆ Elevarnos.
◆ Repetir el ejercicio unas veces deprisa y otras despacio (fig. 90). Si las lumbares y el coxis no tienen flexibilidad suficiente, no se adaptan al movimiento y el sujeto cae hacia atrás.

Efectos: La relajación lumbar produce la apertura de la articulación sacro-ilíaca, y contribuye a facilitar además el trabajo de la bomba cráneo-sacra. Al relajar el raquis lumbar desaparece la lordosis y entonces se dice que el ming men está abierto.

Mientras subsiste la curvatura normal de las lumbares, el ming men se halla cerrado; para abrirlo es preciso que desaparezca esa lordosis lumbar; por consiguiente, hay que relajar esa región.

Tras haber practicado personalmente Qi Gong durante tres años, ningún entendido me había llamado la atención sobre ese detalle. Durante una estancia en Shangai tuve la fortuna de conocer al maestro Sun Hai Yun, quien corrigió mi postura y me explicó los motivos. En la postura del árbol captamos la energía de la tierra y también la del cielo. Estas dos energías se reúnen en el ming men y van luego al dan tian. Si el ming men está abierto, puede aumentar el capital de energía vital jing y se obtienen los efectos beneficiosos. Si el ming men está cerrado, todo el trabajo no sirve para nada.

La relajación lumbar surte además otro efecto, éste también de naturaleza energética. Se acentúa el arraigo con la tierra. Las rodillas flexionadas, el coxis apuntando a tierra, la pelvis pesada y la región lumbar relajada perfeccionan la toma de contacto con la tierra; a este efecto imaginamos que acabamos de concentrar en la mitad inferior del cuerpo un 70 por ciento de nuestro peso corporal (sobre este asunto volveremos más adelante).

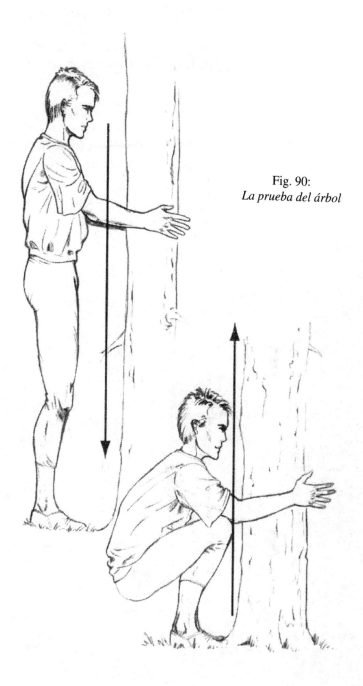

Fig. 90:
La prueba del árbol

47. Elevación de los brazos

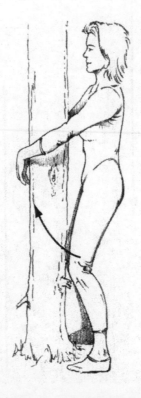

Fig. 91:
*Elevación de
los brazos*

◆ Seguimos abordando la postura de abrazar el árbol y elevamos ahora los brazos formando círculo, como disponiéndonos a estrechar contra el pecho un árbol de tronco muy grueso (fig. 91).

Efectos:

♦ Al abrazar el imaginario árbol facilitamos la circulación de la energía en los meridianos yin y yang de los brazos.

♦ Las manos frente al dan tian activan este centro; frente al estómago, el hogar medio; frente al pecho, el hogar superior (figs. 92, 93, 94).

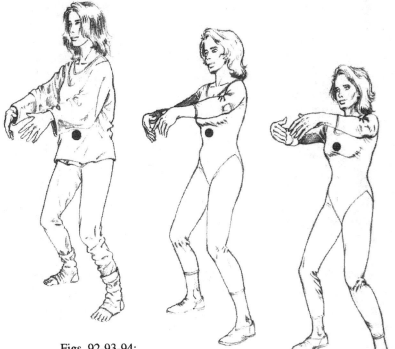

Figs. 92-93-94:
*Postura de las manos para cada uno
de los tres hogares*

48. Estiramiento de la espalda

◆ Una vez puestos en postura el sacro y la pelvis, como queda indicado, hemos estirado el raquis desde las vértebras dorsales hasta el sacro, como si hubiéramos colgado un resorte del coxis.

◆ El estiramiento de la espalda se realiza ensanchándola a nivel de los omóplatos.

◆ Este movimiento debe ser natural y se obtiene sencillamente relajando ambos omóplatos para que caigan a derecha e izquierda, más o menos como caen los pies hacia los lados cuando nos tumbamos en decúbito supino.

ATENCIÓN: Los hombros no deben elevarse ni estirarse hacia delante. La parte superior del raquis no se dobla en ningún sentido, no aparece ninguna joroba, o dicho de otro modo, no debe aparecer ninguna cifosis dorsal mientras estiramos la espalda (fig. 95).

Efectos: Al separar los omóplatos estiramos «el telar principal». Es decir que se estira la región dorsal superior desde la 6ª vértebra dorsal hasta la 1ª, tanto en sentido vertical como en anchura, pero de una manera natural, como quien estira las cuatro puntas de un pañuelo (fig. 96).

Ahora bien, dicha región recibe el nombre de «gran telar» o «telar principal». Viene a tener una estructura como de telaraña cuyo

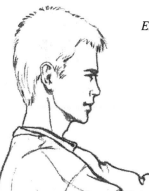

Fig. 95:
Estirando la espalda

centro fuese la séptima vértebra cervical donde se aproximan, se entrecruzan y vuelven a separarse los meridianos yang de la espalda.

Al estirar la espalda, por consiguiente, estiramos los meridianos yang y despejamos esa encrucijada de la séptima cervical.

En la misma operación se abren, se estimulan los meridianos yang de los brazos, que provienen de las puntas de los dedos y pasando por la cara interna de los brazos y por los hombros suben hacia la cara y el cráneo, así como los meridianos yang de las piernas, que comienzan en el rostro, bajan por el cuello y pasan por entre los hombros para ir a terminar en las puntas de los dedos de los pies, y se acelera la circulación en todos ellos.

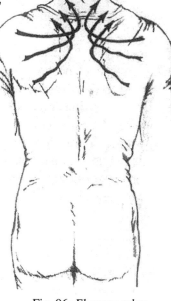

Fig. 96: *El «gran telar» o «telar principal»*

143

49. Retracción del pecho

◆ Consiste en relajar el pecho, lo cual produce una ligera retracción; dicho de una manera más precisa, evitamos el ahuecar el pecho deliberadamente y no abrimos las costillas hacia los lados. Es sencillo, hay que relajarse y visualizar cómo soltamos el espacio entre los pectorales; por lo general esta relajación se habrá producido de manera automática y natural en el momento de ensanchar la espalda.

Efectos:
◆ Al relajar el pecho desahogamos los pulmones y el corazón, como si les diéramos más espacio en la cavidad torácica.
◆ Esta distensión contribuye a hacer más lento el ritmo cardíaco y sosiega la respiración.
◆ La ligera retracción del pecho contribuye además a aspirar la energía de los meridianos yin que arrancan de los pies hacia el tronco para emerger por el tórax y descender por la cara interna de los brazos (fig. 97).

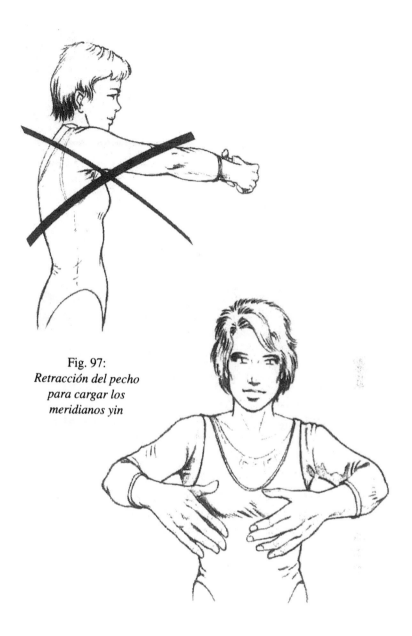

Fig. 97:
Retracción del pecho
para cargar los
meridianos yin

145

50. Vaciar las axilas

◆ Los brazos formando círculo abrazan el árbol y para ello, deben despegarse bien del tronco, alejarse de éste dejando un espacio vacío bajo las axilas, el cual será lo bastante importante como para dar cabida a un puño o una pelota de tenis.

◆ Este vacío bajo las axilas se consigue separando los codos (figs. 98-99).

◆ Al mismo tiempo, evitaremos el levantar los hombros.

Efectos: Al vaciar las axilas permitimos que la energía en procedencia del tronco pase libremente a los brazos para alcanzar hasta las puntas de los dedos.

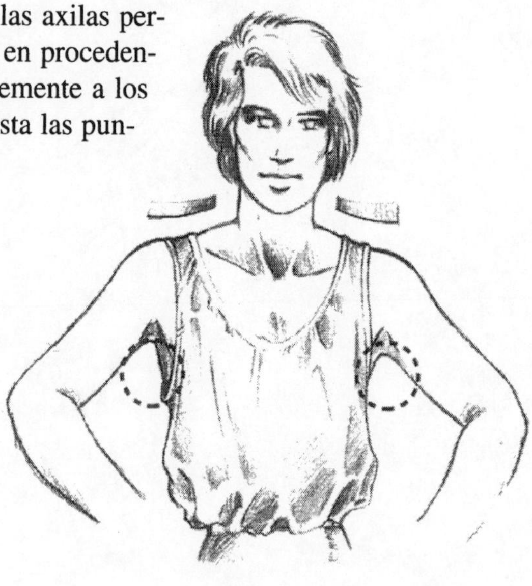

Fig. 98:
Axilas abiertas, postura correcta

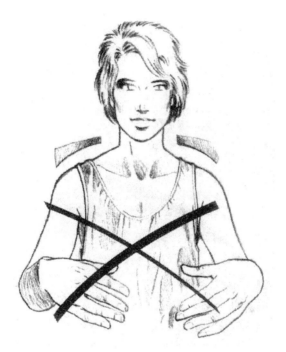

Fig. 99: *Axilas cerradas, postura errónea*

51. Rebajar los hombros

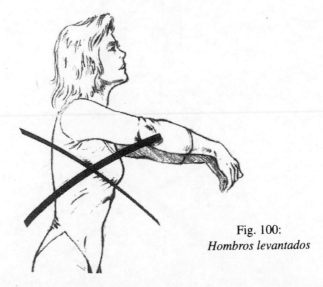

Fig. 100:
Hombros levantados

◆ Rebajar los hombros es otra manera de decir relajarlos, sin alzarlos ni echarlos hacia delante: el árbol está frente a nosotros, no hay necesidad de estirarse para alcanzarlo (figs. 100, 101).

◆ Para relajar los hombros sencillamente relajamos la musculatura de los hombros, del cuello y de la espalda. Decimos que es sencillo, aunque los maestros de Qi Gong aseguran que se necesitan dos años de trabajo habitual para llegar a distender los hombros por completo.

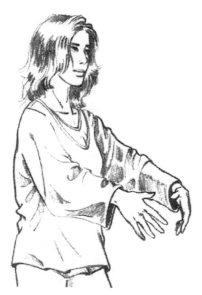

Fig. 101: *Hombros distendidos*

Efectos:

◆ Son principalmente físicos, para sostener la postura de los brazos largo rato sin acusar fatiga.

Los hombros suelen figurar entre los terrores de los principiantes, pues no tarda en instaurarse la fatiga y, después, el dolor. Con la práctica habitual obtendremos una mayor resistencia, aunque es algo más que resistencia: es la comprensión corporal, intuitiva, de la postura que se pretende alcanzar y que provoca la relajación de los hombros.

No es fácil mantener el vacío de las axilas y la distensión de los hombros. Imaginemos, para ayudarnos, que aplastamos un poco los hombros como quien aplasta una cebolla, para luego soltarlos y dejarlos en un estado parecido a la ingravidez.

◆ Al distender los hombros conseguimos que no permanezca bloqueada a ese nivel la energía yang que sube desde las manos hacia la cabeza.

52. Mantener los codos en suspensión

◆ Vaciadas las axilas y distendidos los hombros, hay que mantener los codos elevados, suspendidos en el vacío como colgados de un hilo invisible. En ningún caso deben formar ángulo agudo (fig. 102). Tendremos entonces la impresión de que los codos flotan en estado de ingravidez (fig. 103).

◆ De esta manera, mientras mantenemos los brazos en círculo para abrazar el árbol, tendremos la impresión de estar sosteniendo contra el pecho un globo de gran tamaño.

Efectos: El mantener los codos en suspensión facilita la transmisión de Qi del brazo al antebrazo, y viceversa.

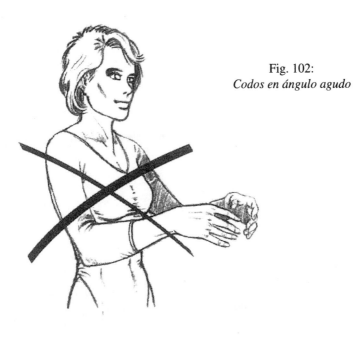

Fig. 102:
Codos en ángulo agudo

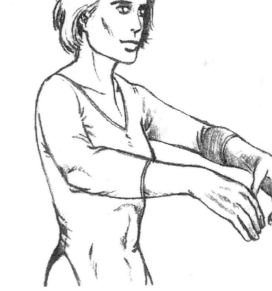

Fig. 103:
*Codos abiertos,
en suspensión*

151

53. Mantener las muñecas distendidas y redondeadas

◆ Las muñecas contribuyen también a formar el círculo perfecto de los brazos que retienen el imaginario globo. No hay que doblarlas en exceso como dejándolas «muertas», es decir inertes y totalmente colgantes, ni mantenerlas crispadas ni en tensión, sino sencillamente prolongando la curva que dibujan los brazos, nunca en ángulo agudo (figs. 104, 105).

Efectos: Al mantener distendidas las muñecas facilitamos el paso de la energía del antebrazo a la mano, y viceversa.

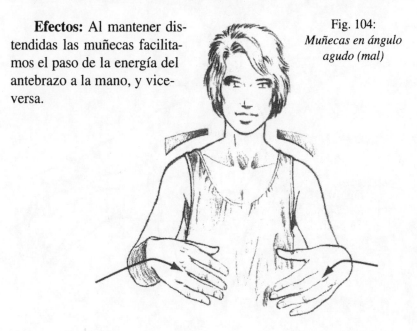

Fig. 104:
Muñecas en ángulo agudo (mal)

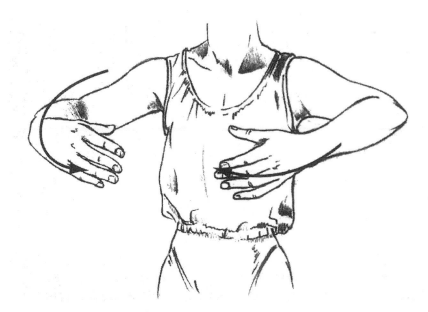

Fig. 105: *Muñecas en curvatura correcta, redondeadas*

54. Flexibilizar los dedos

◆ El círculo que describen los brazos debe terminar en unos dedos distendidos; las palmas de las manos distan de 15 a 30 cm la una de la otra, según cual sea la posición elegida.

◆ Los dedos se enfrentan en postura semejante a la del jugador de voleibol que espera recibir la pelota, sólo que con las palmas vueltas hacia el cuerpo, y el lao gong o centro de la palma orientado hacia el dan tian o hacia el centro del pecho.

◆ Las palmas, ligeramente ahuecadas; los dedos separados sin tocarse, ni rígidos ni doblados, sino distendidos, sueltos. Cada dedo queda en disposición de jugar sutilmente y con independencia, si quisiera, como si lo moviese un hilo invisible. Los practicantes de Qi Gong dicen que «la mano hace de bandera» (fig. 106).

Efectos: Cada dedo tiene puntos de origen o terminación de meridianos de los brazos:

◆ En los pulgares terminan los meridianos de los pulmones, éstos asociados a los del bazo que suben desde los dedos gordos de los pies hasta el pecho (fig. 107).

◆ En los índices comienzan los meridianos del intestino grueso que pasan por la cara y enlazan con los meridianos del estómago, los cuales tienen su terminación en los dedos segundos de los pies.

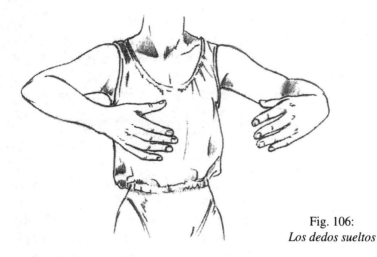

Fig. 106:
Los dedos sueltos

◆ Los meridianos del dueño del corazón terminan en los dedos medios y son continuación de los del hígado, que también suben de los dedos gordos de los pies.

◆ En los anulares tienen sus puntos de partida los meridianos del triple calorífero, los cuales suben hacia la cabeza y enlazan con los de la vesícula biliar, descendiendo éstos hasta los cuartos dedos de cada pie.

◆ En los auriculares rematan los meridianos del corazón, éstos subsiguientes a los de los riñones, que tienen su origen bajo las plantas de los pies.

◆ Los auriculares son además puntos de partida de los meridianos del intestino delgado, que llegan al rostro y enlazan con los me-

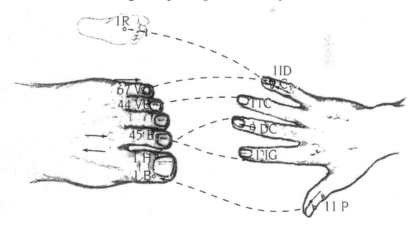

Fig. 107

155

ridianos de la vejiga, los cuales rematan en los dedos quintos de cada pie. Sin embargo, no es necesario que el practicante se sepa de memoria los trayectos de los meridianos para poder trabajar sobre ellos.

◆ Estirar la espalda y el «telar principal», liberar la séptima vértebra cervical, retraer ligeramente el pecho, vaciar las axilas, posicionar en suspensión los codos y las muñecas, distender los dedos, todo ello persigue el efecto de activar la circulación en todos los meridianos.

◆ De este modo, a partir de los dedos distendidos y si son correctos los demás detalles de la postura de «abrazar el árbol», activaremos automáticamente la circulación en los 24 meridianos (12 a la derecha y 12 a la izquierda), desde los extremos de los dedos de las manos hasta los extremos de los dedos de los pies.

55. Mantener la cabeza en suspensión

◆ Cuidaremos de mantener la cabeza como si estuviese colgada del techo por medio de un hilo invisible, suspendida por la cima del cráneo, sometida a la tracción vertical del bai hui (fig. 108).

◆ En consecuencia, y para obtener la postura perfecta, hay que soltar las vértebras cervicales, lo cual se obtiene por medio de una ligera retracción del mentón, sin llegar a contraer los músculos del cuello.

◆ En dicha suspensión se mantiene la cabeza bien erguida, sin inclinarla a la izquierda, ni a la derecha, ni dejándola caer hacia delante, ni torciéndola hacia atrás. La cabeza no se mantiene rígida sobre el cuello sino todo lo contrario, ágil, suelta y ligera.

Efectos:

◆ La liberación de las cervicales determina un efecto físico directo que completa el de la rectificación del sacro en vertical, con un efecto de bombeo cráneo-sacral (véase más adelante lo que explicamos sobre los efectos osteopáticos).

◆ Otro efecto es el que consiste en empujar la cabeza hacia el cielo, manteniéndola ligera y ágil como si fuese el cielo quien la elevase. Esta sensación de soltura se transmite al cerebro y a la conciencia; la parte superior del cuerpo se hace más yang, más ligera, más sutil, en afinidad con la energía celeste, que es yang.

◆ En consecuencia la cima del cráneo va a captar el yang celeste por su punto bai hui, iniciando el descenso hacia ming men.

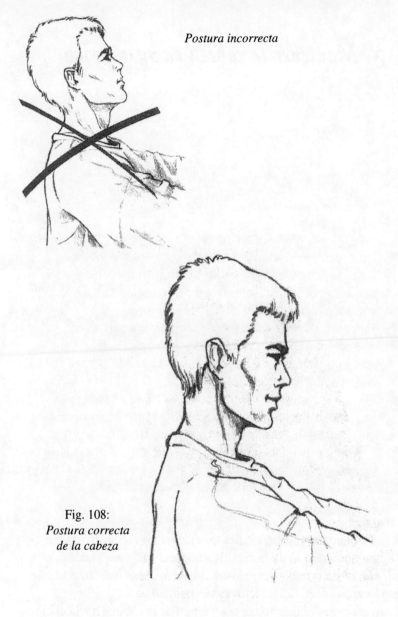

Postura incorrecta

Fig. 108:
*Postura correcta
de la cabeza*

56. Retraer el mentón

El mentón no se retrae de manera voluntaria, sino más bien a consecuencia de la elevación del cráneo. El movimiento se efectúa de manera suave, sin forzar, y no se contraen los músculos esternocleidomastoideos del cuello (fig. 109).

Efectos:

- Hace posible la suspensión correcta de la cabeza por el bai hui, y sosiega la respiración.
- A partir del momento en que la espalda se estira a nivel de los omóplatos y los brazos se mantienen suspendidos como en estado de ingravidez, la suspensión de la cabeza completa el aligeramiento de la mitad superior del cuerpo. Imaginemos que dicha mitad, desde la cintura hasta la cima del cráneo, representa sólo un 30 % del peso corporal.

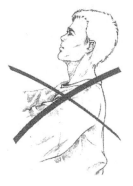 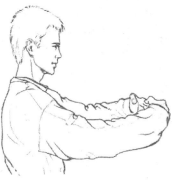

Fig. 109:
Retracción del mentón

57. Bajar los ojos

◆ En realidad los ojos permanecen abiertos, pero hacemos descender un velo imaginario entornando un poco los párpados, sin llegar a cerrarlos por completo.

◆ La mirada se centra oblicuamente hacia abajo y a unos dos o tres metros de distancia por delante del sujeto (fig. 110).

◆ No se mira nada concretamente: el velo imaginario nos aísla del mundo sensible.

Efectos:

◆ La «visión espiritual» se concentra en el mundo interior sosegando shen y yi, el espíritu y el pensamiento.

◆ Con esta mirada interior podemos contemplar mentalmente el dan tian en la operación llamada de «sumergir la mirada en el dan tian».

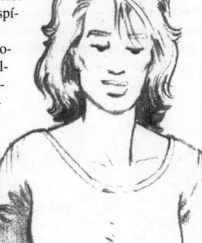

Fig. 110:
Bajar los ojos

58. Conectar los labios

- ◆ Poner los molares en contacto, pero sin apretarlos.
- ◆ Mantener la boca cerrada, juntando los labios pero sin apretarlos (fig. 111).

Efecto: Favorece la subida de yang.

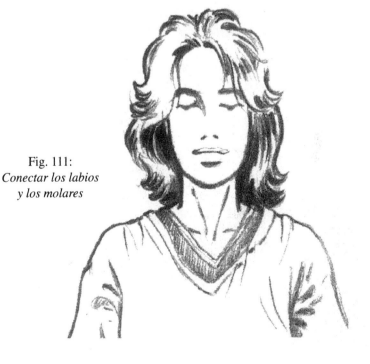

Fig. 111:
*Conectar los labios
y los molares*

161

59. Poner la punta de la lengua en contacto con el paladar

◆ Elevamos la lengua y ponemos la punta en contacto con la parte superior del paladar, habitualmente junto a la raíz de los incisivos superiores.

Efectos:

◆ Los taoístas llaman a esta posición «gran clave» o «construir el puente» porque en ella la lengua pone en comunicación dos meridianos importantes, *du mai* y *ren mai* (fig. 112).

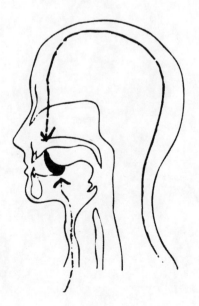

Fig. 112:
*Construir
el presente*

Du mai empieza en el extremo del coxis, sube a lo largo del raquis y por la parte posterior del cráneo, tras lo cual continúa por la cima, la frente y la parte anterior del rostro hasta terminar entre los dos incisivos superiores (fig. 113). La importancia de este meridiano estriba en ser colector de toda la energía yang del organismo; además interviene en la circulación de la energía vital jing dado que tiene su origen en ming men.

Du mai transmite la energía yang a la médula y al cerebro, siendo éstos los órganos nobles que sustentan específicamente dicha energía.

Ren mai arranca en el perineo, del punto hui yin y pasando por la mediana de la parte anterior del cuerpo, hasta los incisivos inferiores (fig. 114). En ren mai se recoge toda la energía yin del cuerpo.

La lengua se pone en contacto con el paladar y persiste en dicha postura por toda la duración del ejercicio de «abrazar el árbol», de manera que se cierra el circuito formado por du mai y ren mai, y se establece lo que llaman los taoístas «la circulación menor celeste».

Al inhalar el aire, y mayormente si se ha realizado de manera correcta la elevación del ano, la energía yang del organismo aumentada por el yang celeste y el yin telúrico penetra en du mai para ser conducida a la médula espinal y al cerebro. La alineación del raquis suministra una postura anatómicamente favorable para el bombeo cerebral del líquido cefalorraquídeo, estableciéndose una presión que favorece la nutrición cerebral.

En la fase de exhalación la energía inicia el descenso a partir de la cima del cráneo, recorre el resto del trayecto del du mai y luego todo el ren mai en su recorrido descendente desde los incisivos hasta el perineo (fig. 115).

Con la inhalación siguiente la energía sube por du mai, etcétera. Queda instaurada una circulación en bucle cerrado; este circuito natural y fácil será el que tome prioritariamente la energía para abrir cada vez más los meridianos du mai y ren mai. Notamos el aporte de un suplemento de luz, de calor, de conciencia, de vida, lo mismo en el cuerpo energético que en el material.

Este circuito es un suplemento, una duplicación, un *by pass* del circuito directo que arranca del perineo y sube en línea recta por el eje central del cuerpo hasta la cima del cráneo. Éste es el trayecto llamado el chong mai esotérico, y con toda probabilidad

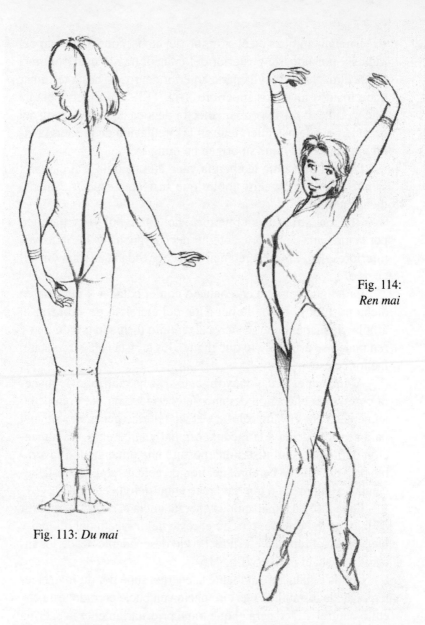

Fig. 114:
Ren mai

Fig. 113: *Du mai*

no se abrirá mientras no se haya abierto previamente el anterior, «la circulación menor celeste».

◆ A partir de la séptima vértebra cervical la energía que sube desde el perineo tiene también la posibilidad de extenderse hacia las axilas, los brazos y las puntas de los dedos, desde donde retorna hacia la cabeza y de ésta a los dedos de los pies, de éstos al vientre y al pecho, y retornar por último a los brazos. Este trayecto

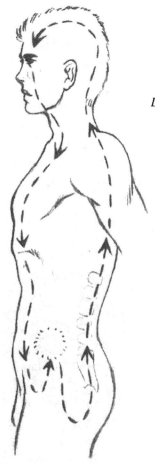

Fig. 115:
*La circulación menor
celeste*

es el de los 12 meridianos principales que se suceden los unos a los otros para formar la llamada «circulación mayor celeste», en la que intervienen por el orden siguiente: pulmones - intestino grueso - estómago - bazo - corazón - intestino delgado - vejiga - riñones - dueño del corazón - triple calorífero - vesícula biliar - hígado.

◆ Por último, la postura de la lengua en contacto con el paladar favorece la secreción salival, que es preciosa ya que contiene energía vital. Durante el ejercicio evitamos tragar saliva con demasiada frecuencia; dejamos que se acumule en la boca y cuando la cantidad sea demasiado importante, la tragamos de una sola vez, imaginando que es una bola y visualizando su descenso hacia el dan tian, al cual carga de energía vital o jing.

60. Concentraciones especiales

1. Los ejes

Controlar que:
◆ El peso del cuerpo se halle uniformemente repartido entre uno y otro pie.
◆ El peso del cuerpo se halle uniformemente repartido sobre toda la superficie de las plantas de los pies.
◆ Ambos hombros estén a la misma altura.
◆ La cabeza se mantenga vertical, sin inclinarla a ningún lado ni agacharla.
◆ El perineo se halle en la vertical que pasa por la cima del cráneo (fig. 116).
◆ El coxis tire hacia abajo y la cima del cráneo empuje hacia arriba.
◆ El eje perineo/cima del cráneo pase por el punto medio de la línea que forman los talones de uno y otro pie.

2. Los círculos

Imaginamos tres círculos o tres globos luminosos de energía (fig. 117):
◆ Un globo entre los muslos, que nos ayuda a consolidar el arco fundamental.

166

- ◆ Un globo contra el pecho, a fin de perfeccionar la disposición circular de los brazos.
- ◆ Un globo entre las manos, para sensibilizar los lao gong y las puntas de los dedos.

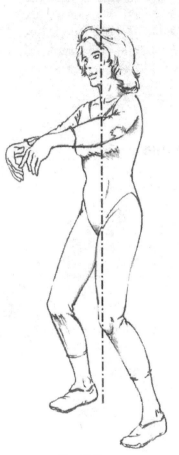

Fig. 116:
El perineo se halla en la vertical que pasa por la cima del cráneo

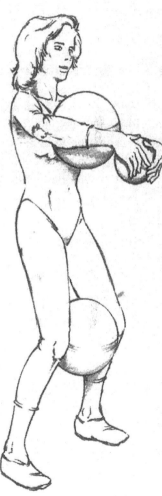

Fig. 117: *Los tres globos*

3. Lo pesado y lo ligero

◆ Un 70 % del peso corporal se imagina acumulado de cintura para abajo, confiriendo a la parte inferior del cuerpo las cualidades de pesadez, densidad, arraigo con la tierra, afinidad con el yin telúrico que se trata de captar.

◆ Un 30 % del peso corporal se imagina situado por encima de la cintura y confiere a la mitad superior del cuerpo las cualidades de ligereza, ingravidez, agilidad, sutileza, en afinidad con el yang celeste, puesto que se trata de captar la energía del cielo (fig. 118).

4. Concentración sobre el dan tian

La respiración es abdominal, la mirada se interioriza hacia el dan tian, adonde dirigimos asimismo toda nuestra atención para potenciar la condensación de la energía vital jing.

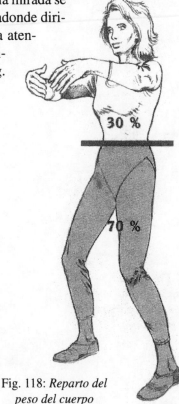

Fig. 118: *Reparto del peso del cuerpo*

61. Efectos osteopáticos de abrazar el árbol

◆ Los fascia, es decir los ligamentos, los tendones, las envolturas de los músculos, constituyen lo que podríamos llamar un segundo esqueleto. Por cuanto la postura relega los músculos a un segundo plano y crea una ligera tensión, se refuerzan los fascia y se favorece la circulación del líquido cefalorraquídeo.

Dicho líquido circula por los fascia y vierte al sistema linfático. Nutre las articulaciones, los cartílagos, las células.

◆ El efecto de bombeo cráneo-sacral activa la producción de líquido cefalorraquídeo, porque la funda de dura madre (fascia) que rodea la médula espinal queda recta y estirada, y éstas son condiciones ideales para la secreción de aquél.

◆ Las líneas de gravedad del cuerpo quedan perfectamente verticales, lo cual equilibra y desarrolla la toma de conciencia del propio esquema corporal.

62. Efectos energéticos de abrazar el árbol

Para sintetizar el conjunto de los efectos energéticos de «abrazar el árbol», haremos constar que dicha postura es privilegiada a estos fines:

◆ Aumentar la permeabilidad del cuerpo energético para el yin telúrico y el yang celeste.

◆ Abrir el ming men para potenciar la energía vital jing.

◆ Dicha energía vital se concentra y condensa en el dan tian, tras lo cual se conduce a la circulación espontánea que va a abrir la «circulación menor celeste» de los meridianos du mai y ren mai, así como a la «circulación mayor celeste» de los 12 meridianos principales. En resumen, «abrazar el árbol» refuerza la energía vital, que es el capital energético de base de todo el organismo, al tiempo que abre todos los meridianos para lograr la circulación de dicha energía con intensidad acrecentada, decuplicada en todos los circuitos y por consiguiente, en todos los tejidos: los músculos, la piel, los huesos, los órganos, la médula, la cabeza, el rostro, el cerebro.

63. Los resultados de abrazar el árbol

Abrazar el árbol actúa sobre nuestro vigor

Tono
Vigor
Energía
Sueño
Desfases de horarios

El primer resultado es el rápido aumento del tono basal de los adeptos: más vigor, más resistencia durante el trabajo y el esfuerzo físico, disminución de la fatiga, recuperación más rápida. Se registra asimismo una mayor capacidad de resistir extremos de frío o calor. Con frecuencia todas estas consecuencias van acompañadas de una disminución de la necesidad de sueño, acortándose éste entre una y tres horas todas las noches.

Al mismo tiempo, sin embargo, se regula el sueño haciéndolo más profundo y reparador; de ahí que no exista una contraindicación para los insomnes; al contrario, por el sosiego que aporta la postura de «abrazar el árbol» ha curado más de un insomnio.

Por último, es sumamente recomendable para el personal de a bordo de las líneas aéreas y otras personas que viajan mucho, porque permite recuperarse más pronto de las molestias producidas por los desfases horarios.

Abrazar el árbol nos purifica

Desintoxicación

El segundo resultado es una reacción natural de eliminación de las toxinas. Esa reacción es tan potente como la que se obtiene mediante los ayunos o las purgas. Suele producirse con bastante intensidad al comienzo de la práctica, sobre todo cuando el novel prolonga desde el comienzo la postura y practica todos los días o incluso varias veces al día. La desintoxicación será tanto más fuerte cuando el sujeto sea de un temperamento propicio a la eliminación rápida y fácil, o bien cuando haya sufrido en el pasado alguna enfermedad grave, como una hepatitis vírica severa, o si padece una dolencia crónica o grave.

Concretamente las reacciones se manifiestan en forma de gran aumento de la transpiración, siendo ésta de olor más intenso, orinas de coloración más oscura y mayor volumen de micción, modificación de las heces que pueden presentarse pastosas y nauseabundas, prurito (picores), insomnio e incluso sensación de fatiga.

Son síntomas transitorios que desaparecen pronto, por lo general transcurridos varios días. En presencia de una enfermedad grave pueden durar más, o comprobamos una agudización momentánea de los síntomas.

Si se inicia la práctica con arreglo a las recomendaciones de este libro, es decir teniendo la precaución de aumentar progresivamente los tiempos de ejercicio, no se manifestarán los fenómenos descritos, o apenas.

Aparezcan o no, el hecho es que la desintoxicación se produce. Cuando se manifiestan y se mitigan poco después, conviene saber que la desintoxicación prosigue, aunque dejemos de darnos cuenta. Los individuos más sensibles notarán, sencillamente, que sus energías se depuran, que su cuerpo se vuelve más ligero e irradia una especie de alegría interior.

En cuanto a los efectos a largo plazo, abundan los testimonios. A veces se registra la desaparición de un acné inveterado. En otros casos resurgen durante algún tiempo los síntomas de una antigua dolencia, para desaparecer luego por siempre jamás, generalmente, como si la energía hubiese expulsado del organismo las trazas del mal, hasta entonces «enquistadas» en la memoria celular.

Abrazar el árbol refina la energía vital y eleva la cadencia vibratoria de dicha energía

Los demás efectos son de orden espiritual; en realidad la purificación del cuerpo físico viene inducida, pudiéramos decir, por el refinamiento del cuerpo energético y su transparencia.

Para alcanzar efectos más importantes, sin embargo, como la posibilidad de sanar por imposición de manos o desarrollar ciertas facultades de intuición, clarividencia o percepción del aura, la duración del ejercicio debe ser de 30 minutos al día, o más, practicando con regularidad.

64. Resultados experimentales

L os resultados de la postura de «abrazar el árbol» se han tomado de los experimentos realizados en hospitales chinos y publicados por las revistas especializadas chinas tras haber sido presentados en diversos congresos de Qi Gong:

◆ Mejora de la inmunidad a nivel humoral y celular.
◆ Prevención de los accidentes vasculares cerebrales.
◆ Alivio de los trastornos del sueño, de la ansiedad, de los factores psicológicos del envejecimiento.
◆ Aumento de la inteligencia, por mejora de la memoria y de la facultad de atención.
◆ Mejora de la agudeza visual; prevención de la fatiga ocular al estimular la circulación de la sangre en la región, nutrir mejor el nervio y relajar la musculatura ciliar. Atenúa las miopías.
◆ Supresión de la fatiga en general.
◆ Aumento de la temperatura en las manos, indicando la presencia de la energía útil para sanar incluso las sorderas y los tumores.
◆ Mejoría o alivio de las dolencias crónicas del sistema digestivo: gastritis, hepatitis, cirrosis, colecistitis.
◆ Asimismo, mejoría notable de otras muchas afecciones crónicas: hipertensión, neurastenia, anemia, artrosis, bronquitis, asma, etc.

65. Para memorizar todos los puntos de concentración

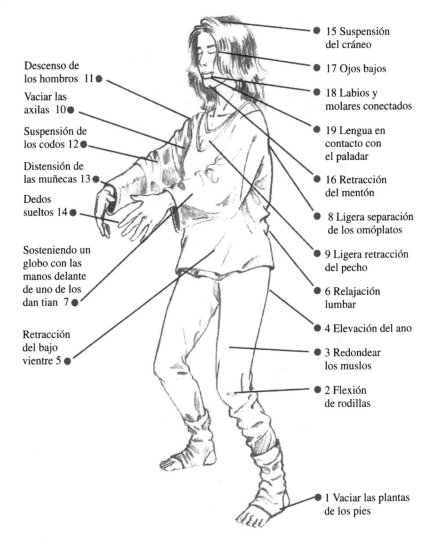

15 Suspensión del cráneo

17 Ojos bajos

18 Labios y molares conectados

19 Lengua en contacto con el paladar

16 Retracción del mentón

8 Ligera separación de los omóplatos

9 Ligera retracción del pecho

6 Relajación lumbar

4 Elevación del ano

3 Redondear los muslos

2 Flexión de rodillas

1 Vaciar las plantas de los pies

Descenso de los hombros 11

Vaciar las axilas 10

Suspensión de los codos 12

Distensión de las muñecas 13

Dedos sueltos 14

Sosteniendo un globo con las manos delante de uno de los dan tian 7

Retracción del bajo vientre 5

66. Las ocho piezas de brocado

Las Ba Duan Jin u «ocho piezas de brocado» son unas series consideradas como rutina de las más clásicas del Qi Gong de movimientos, desde que fueron compuestas por el general Yen Fei, bajo la dinastía Song.

Estas series derivan de otras que se denominaban «movimientos para fortalecer los músculos y los tendones», creadas por el monje budista Boddhidharma, quien fue también el autor del zen.

La intención del general Yen era, primordialmente, la de robustecer el organismo de los soldados del ejército chino, entonces en guerra contra el Japón. En cuanto a Boddhidharma, su propósito fue for-

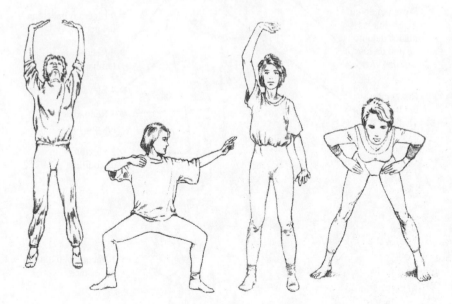

talecer el organismo de los monjes del monte Shao Lin, debilitados por las meditaciones y la falta de ejercicio.

A partir de esta invención de Boddhidharma el templo Shao Lin alcanzó la más alta reputación en el cultivo del Kung Fu.

De estos antecedentes se deduce que la acción de las ba duan jin, las «ocho piezas de brocado», consiste en fortalecer la forma física. Lo cual resulta no poco asombroso, si tenemos en cuenta que las ocho figuras se componen sin realizar apenas esfuerzo muscular alguno.

Quienes asuman el experimento de practicar las «ocho piezas de brocado» todos los días durante unos 15 a 20 minutos comprobarán la transformación gradual de su organismo.

Además, y gracias a las concentraciones y las visualizaciones, el efecto de las «ocho piezas de brocado» se hará notar asimismo en los planos de la energía y la conciencia.

En cuanto a la energía, regenerada, estimulada, regulada, purificada y conducida hacia la intimidad más profunda del cuerpo, hacia la médula espinal y el cerebro, viene a obrar sobre la conciencia, a relajar el espíritu, a facilitar el sosiego, el dominio de sí mismo y el desarrollo espiritual.

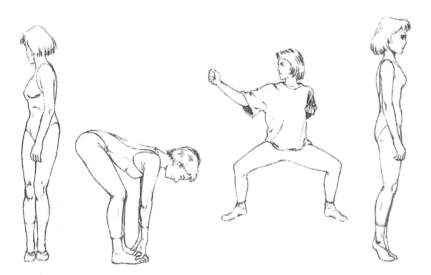

67. Primer movimiento: «Sostener el cielo con las manos regula los 3 hogares»

Descripción

◆ En pie, los pies paralelos y juntos, las rodillas sueltas, los brazos colgando a los costados, la punta de la lengua apoyada en el paladar.

◆ Antes de comenzar respiramos tranquilamente por la nariz, los ojos hacia el frente sin mirar nada en particular, y relajamos todos los músculos (fig. 120 a).

◆ Mantener la concentración un momento para recoger el Shen en el calorífero superior y el Qi en el dan tian. El Shen es el espíritu, la conciencia, y se localiza en el corazón. El Qi, que como sabemos es la energía, se localiza en el dan tian. Permanecemos en pie, por tanto, imaginando que concentramos toda nuestra conciencia en el corazón y la energía en el dan tian.

◆ Flexionamos las rodillas y separamos el pie izquierdo del derecho una distancia igual a la anchura de los hombros (fig. 120 b).

◆ En seguida empezamos a separar los brazos de los costados, las palmas de las manos mirando al suelo, y los elevamos poco a poco hasta colocarlos por encima de la cabeza, con lo que las palmas se volverán de manera natural hacia el cielo como si quisiéramos sostener la bóveda celeste; al mismo tiempo nos levantaremos sobre las puntas de los pies (fig. 121).

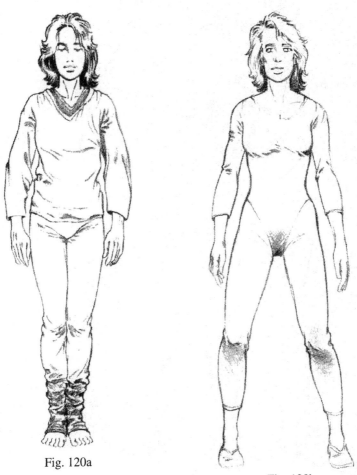

Fig. 120a

Fig. 120b

- Regresamos a la posición inicial descansando las plantas de los pies de plano en el suelo, separando las manos y devolviendo los brazos a la postura inicial a lo largo del cuerpo.
- Durante la elevación de los brazos inhalamos el aire, y lo expulsamos al bajar los brazos, respirando siempre a través de la nariz.
- Esta serie, lo mismo que todas las demás de la rutina, consta de cinco o siete repeticiones, o más, hasta un máximo de 24.

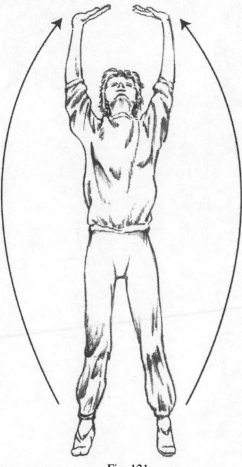

Fig. 121

Concentración externa

◆ Al principio nos concentramos sobre el movimiento de los brazos en el espacio, que debe ser redondeado y armonioso como el de las alas de un pájaro.

◆ Después de varios movimientos nos concentramos en la impresión de estar nadando dentro del agua, que opone resistencia al movimiento de nuestras aletas.

◆ Más adelante nos concentramos sobre los lao gong o puntos centrales de las palmas, sobre todo durante la fase descendente, mientras exhalamos el aire. Se trata de recuperar todas las sensaciones del «vuelo de la golondrina púrpura».

Concentración interna

◆ Cuando tenemos bien dominada la concentración externa y se suscitan sensaciones de energía en los brazos y en las manos, llevamos la concentración al interior del cuerpo.

◆ Al dan tian inferior (es decir, el comúnmente llamado dan tian por antonomasia), cuando las manos alcanzan justamente el plano de la cintura.

◆ Al dan tian medio (17VC o shan zhong, el centro del pecho), cuando las manos subiendo de la cintura llegan al nivel del pecho.

◆ Al dan tian superior (tercer ojo, en el entrecejo), cuando las manos sobrepasan la altura del pecho y llegan a la de la cabeza.

◆ En la fase de movimiento descendente la concentración evoluciona asimismo en sentido inverso: permanece en el dan tian superior hasta que las manos alcanzan el nivel de los hombros, en el dan tian medio hasta que bajan más allá de la cintura, y finalmente va al dan tian inferior.

◆ Cuando el practicante se concentra a fondo en su interior y ha aprendido a alcanzar un buen estado de relajación, al cabo de cierto tiempo de práctica deja de percibir sus dan tian como unos pisos o escalones, sino que nota cómo sube y baja la propia energía Qi en el interior de su cuerpo.

Efectos

◆ Este movimiento regula los tres hogares por el estiramiento de todo el cuerpo en recta, desde el instante en que nos alzamos sobre las puntas de los pies; en la fase descendente la relajación de los músculos de la espalda y de los hombros activa la circulación de la energía y regula los tres hogares. Durante el ejercicio, el pensamiento debe fijarse en esta acción energética sutil.

◆ Al mismo tiempo el movimiento estira la caja torácica, libera los pulmones y contrarresta la fatiga. El estiramiento dorsal combate los dolores y contracturas de la espalda y ayuda a corregir la cifosis dorsal.

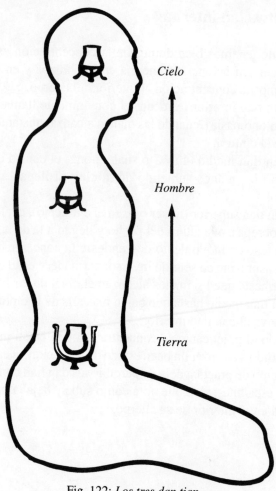

Fig. 122: *Los tres dan tian*

Resultados energéticos

En el cuerpo los tres dan tian representan los tres centros principales de la energía; cualquiera de ellos puede hallarse vacío, o por el contrario demasiado pletórico, en analogía con los diagnósticos frecuentes en acupuntura o shiatsu. La movilización interna y personal del Qi a compás del movimiento ejerce como una especie de «peinado», o también podría compararse con la lanzadera de un telar; el resultado es que se regulan y equilibran entre sí los tres dan tian siendo éste un medio personal y autónomo de que disponemos para regular nosotros mismos los niveles tierra - hombre - cielo del organismo (fig. 122).

68. Segundo movimiento: «Apuntar a un águila muy lejana vigoriza la cintura y los riñones»

Descripción

◆ Hemos terminado la postura anterior juntando los pies.

◆ Cargamos sobre el pie derecho y abrimos con el pie izquierdo para adoptar la «postura del jinete» (las rodillas algo flexionadas, pero sin sobrepasar la vertical de las puntas de los pies), el torso recto, el sacro vertical, las puntas de los pies algo abiertas.

◆ Inhalar mientras alzamos lentamente los brazos por delante, cruzando los antebrazos a nivel del pecho, el derecho por la parte exterior, la mano izquierda a la altura de la tetilla derecha (fig. 123 a b c).

◆ Al expulsar el aire se despliega el brazo izquierdo como para apuntar con un arco (fig. 124), el índice y el medio extendidos, los demás dedos replegados pero sin apretarlos (fig. 125).

◆ La cabeza se vuelve a la izquierda para avistar el blanco (tomando la mira con el índice y más allá), como quien «apunta a un águila» (fig. 126).

◆ Al mismo tiempo el puño derecho se cierra como para tensar la cuerda (fig. 127) y se lleva hacia el hombro derecho, el codo horizontal, y las rodillas flexionadas, pero ¡atención!, siempre sin rebasar la vertical de las puntas de los pies.

◆ Volvemos al centro, los brazos cruzados pero esta vez el

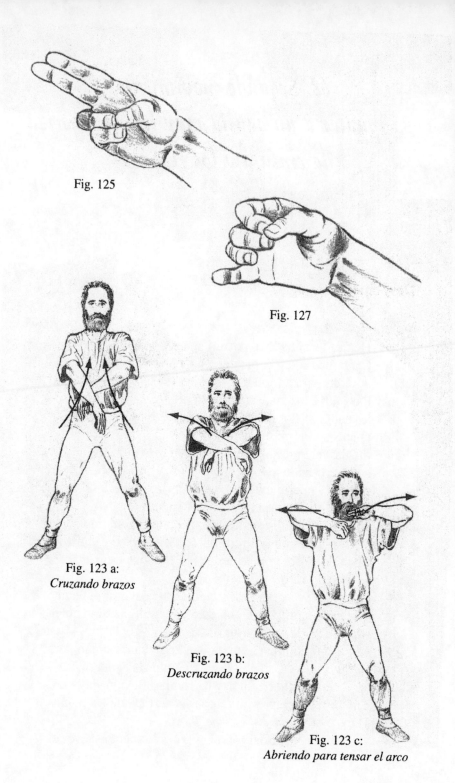

Fig. 125

Fig. 127

Fig. 123 a:
Cruzando brazos

Fig. 123 b:
Descruzando brazos

Fig. 123 c:
Abriendo para tensar el arco

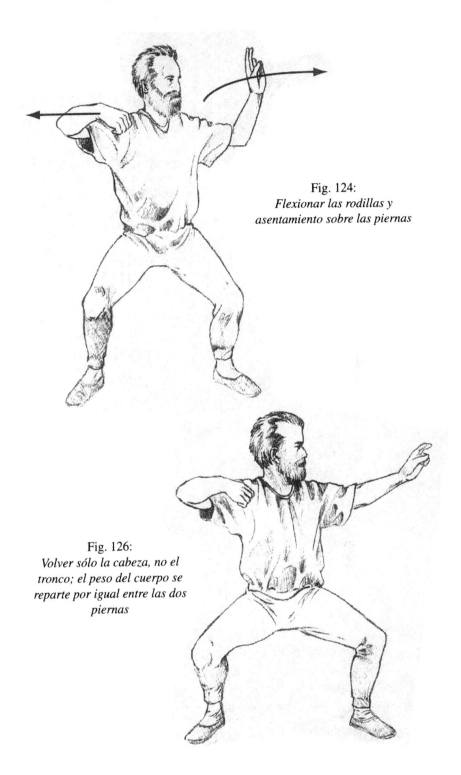

Fig. 124:
*Flexionar las rodillas y
asentamiento sobre las piernas*

Fig. 126:
*Volver sólo la cabeza, no el
tronco; el peso del cuerpo se
reparte por igual entre las dos
piernas*

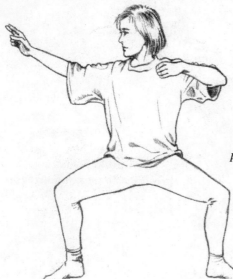

Fig. 128 a:
Las rodillas, bien flexionadas, no rebasan la vertical de las puntas de los pies; la pelvis bien recta y sin flexionar las vértebras lumbares

Fig. 128 b:
Se ha tensado el arco pero la musculatura se halla distendida; apuntamos a un águila apenas visible en el horizonte antes de librar la flecha

antebrazo izquierdo por fuera, al tiempo que elevamos las rodillas hasta casi estirarlas.

◆ Reanudamos el ejercicio en esta postura simétrica de la anterior y encadenamos varias repeticiones por la izquierda y por la derecha (fig. 128 a b).

Consejos para la mejor ejecución del ejercicio

♦ Se desciende muy bajo en la «postura del jinete», buscando la estabilidad; la concentración mental permanece pendiente del imaginario tiro al arco, a fin de activar la circulación de Qi por los hombros y los brazos.

♦ Hay que abrir los pies para no forzar en exceso los meniscos, si los tenemos frágiles.

♦ Al ejecutar el descenso retraemos la pelvis para evitar la flexión de la columna.

♦ El giro se realiza exclusivamente con la cabeza, sin volver la cintura ni el tronco.

♦ Procuraremos efectuar gestos simétricos y bien coordinados.

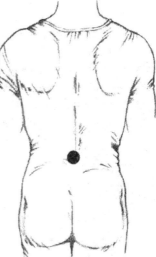

La concentración

♦ Durante la fase de expulsión del aire se dirige a ming men, al extremo del índice que apunta, y a lo lejos (fig. 129).

Fig. 129

Precauciones

♦ En caso de hipertensión, la concentración mientras se inhala el aire es la misma, pero al exhalarlo debe dirigirse al punto yong quan de la planta de los pies (fig. 130).

Imaginamos que el exceso de energía se evacua por los pies hacia el centro de la Tierra.

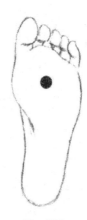

Efectos

♦ Mejora la respiración y las funciones circulatorias. Por el movimiento de los brazos y

Fig. 130

la extensión de los dedos índice, el ejercicio tonifica los meridianos de los pulmones y del intestino grueso.

◆ Tonifica el Qi de los riñones y el meridiano especial dai mai que pasa por el ming men. Dai mai es como un hilo que envuelve todos los meridianos como la cuerda de una gavilla; de ahí que este ejercicio sirva para estimular todas las energías del cuerpo y resulte eficaz para:

- el estreñimiento
- la fatiga
- la falta de resistencia a las infecciones
- la incontinencia urinaria
- el exceso de sensibilidad al frío
- la frigidez por disminución del deseo sexual
- la ptosis renal (desprendimiento)
- las lumbalgias
- los reumatismos

Además previene la hernia discal.

69. Tercer movimiento: «Separar las manos regula el bazo y el estómago»

Descripción

- Después de las series precedentes retornamos a la postura inicial (fig. 131).
- Al inhalar posicionamos las manos en paralelo, las palmas de las manos la una frente a la otra, hacia la altura del estómago (fig. 132).
- Al exhalar las separamos: la una sube por encima de la cabeza, la palma hacia arriba, los dedos apuntando en la dirección del hombro opuesto; la otra desciende, la palma hacia abajo, hasta dejar el brazo al costado, pero sin estirarlo rígidamente (fig. 133).
- Inhalamos y llevamos las manos de nuevo a la altura del estómago, pero invirtiendo la postura del comienzo, para separarlas al exhalar cambiando a la postura simétrica (fig. 134).
- Tendremos la sensación de que las manos empujan algo que ofrece cierta resistencia, pero sin poner los músculos en tensión excesiva (fig. 135).

Concentración externa

- La concentración se dirige hacia la energía de las manos: los huecos de las palmas, los puntos lao gong, las puntas de los diez dedos.

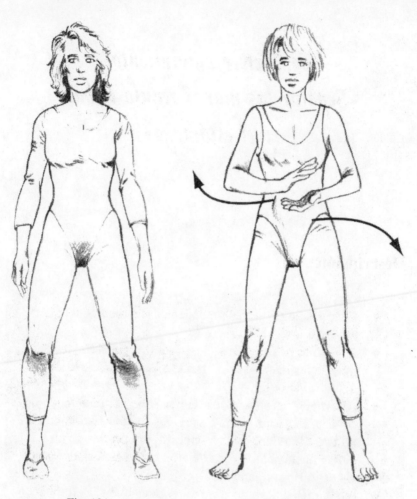

Fig. 131 Fig. 132

- ◆ Cuando las manos se hallan frente al estómago notamos como una bola de energía.
- ◆ Al separarlas notamos el estirón de la energía retenida por las puntas de los dedos.
- ◆ Cuando alzamos la mano por encima de la cabeza imaginamos que sostiene la bóveda celeste.
- ◆ La mano que colocamos junto al cuerpo, cerca del muslo y con la palma en paralelo respecto al suelo, está refrenando un animal imaginario.

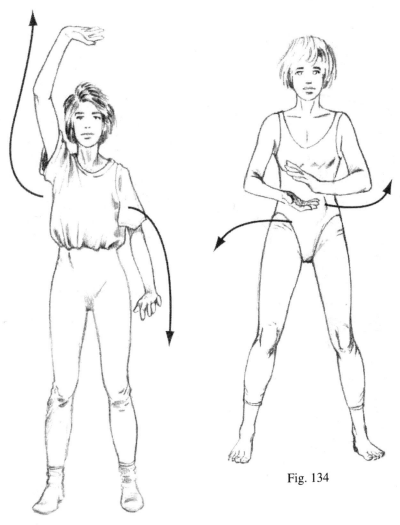

Fig. 134

Fig. 133

Concentración interna

◆ Cuando las manos se separan subiendo la derecha y bajando la izquierda, nos concederemos el sentir pasivamente el movimiento ascendente de la energía por el meridiano del bazo, a la derecha, y el descendente por el meridiano del estómago, a la izquierda, en el interior del organismo.

◆ Todo lo cual sucede al revés cuando es el brazo izquierdo el que sube, y el derecho el que baja.

191

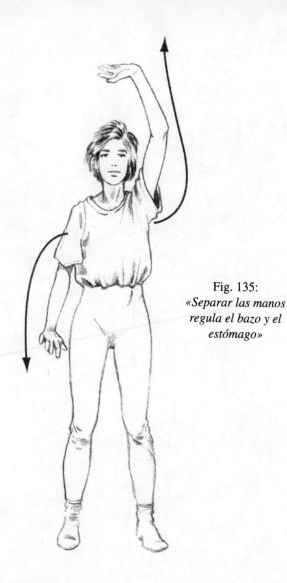

Fig. 135:
*«Separar las manos
regula el bazo y el
estómago»*

Resultados energéticos

◆ Qi del estómago: gracias al movimiento descendente de la energía del estómago baja el yang, a favor de lo cual mejoran la
digestión y el tránsito, y la circulación sanguínea se regula.
Caso de hallarse alterado el Qi del estómago podríamos llegar
a padecer hipertensión, congestión y rubicundez facial, trastornos de la digestión o estreñimiento, y mala circulación arterial
en las piernas.

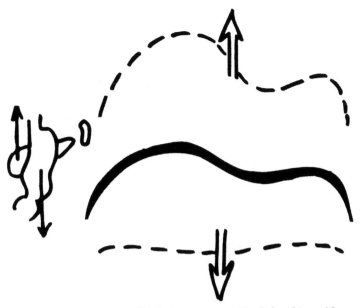

Fig. 136: *Movimientos del diafragma y sentido de los Qi en el bazo, páncreas y estómago*

◆ Qi del bazo y del páncreas: gracias al movimiento ascendente de la energía del bazo y del páncreas, sube el yin, lo cual favorece la digestión, tonifica la musculatura lisa de los órganos y fortalece los músculos abdominales y los esfínteres. La sangre se conserva en los vasos. En caso de perturbación del Qi del bazo y del páncreas nos amenazan el hipo, la dispepsia, la indigestión, la diarrea (por anomalía de la asimilación), los desprendimientos de órganos, los prolapsos, las hemorroides y las hemorragias (fig. 136).

Efectos

◆ Este ejercicio de regulación de los Qi del estómago, del páncreas y del bazo previene los síntomas que acabamos de citar.

193

70. Cuarto movimiento: «Oscilación de la cabeza y balanceo del fundamento disuelven el fuego del corazón»

Descripción

◆ Al término de la serie anterior hemos quedado con los pies en paralelo; abrimos con el pie izquierdo y pasamos a la «postura del jinete», las rodillas flexionadas.

◆ Apoyamos las manos en el hueco de las ingles, los pulgares hacia atrás.

◆ Flexionar el tronco hacia delante llevándolo a la horizontal (fig. 137).

◆ El tronco describe un arco de círculo hacia la izquierda, al tiempo que cargamos el peso del cuerpo sobre la pierna izquierda, que permanece flexionada, mientras la derecha se estira; el hombro derecho se vuelca hacia atrás a fin de estirar todo el costado derecho; el brazo izquierdo permanece doblado y el derecho se estira al tiempo que la mano derecha se eleva un poco (fig. 138).

◆ La cabeza, el tronco y la pierna derecha quedan en línea; la vista se dirige a la punta del pie derecho, pero no se inclina la cabeza. Mantener dicha postura de uno a tres segundos.

◆ Retornar al centro, el busto a la horizontal, ambas rodillas en flexión, para repetir seguidamente el mismo ejercicio hacia el lado derecho (fig. 139).

◆ Se exhala en el momento de flexionar las rodillas y retornar el busto al centro.

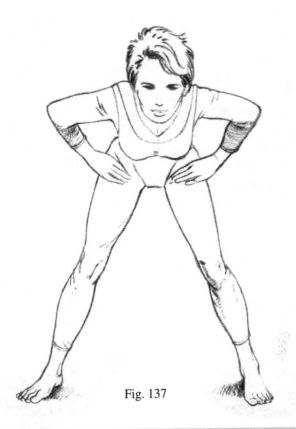

Fig. 137

◆ Se inspira el aire mientras el busto gira y se alinean el tronco y la pierna.
◆ Repetir varias veces.

Concentración externa

◆ Durante la inhalación dirigimos la concentración hacia el punto yong quan (fig. 140).

Concentración interna

◆ Al inhalar, el pulmón del lado que corresponde a la pierna flexionada absorbe el «fuego del corazón».
◆ Al exhalar, ese fuego ya enfriado por el pulmón se expulsa al exterior.

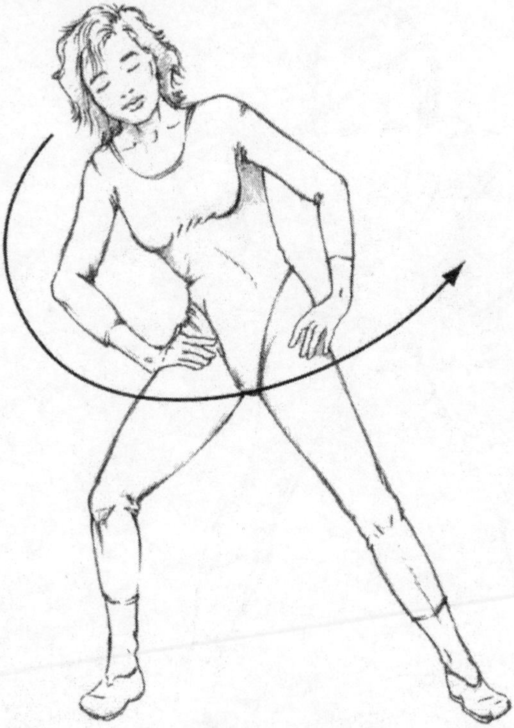

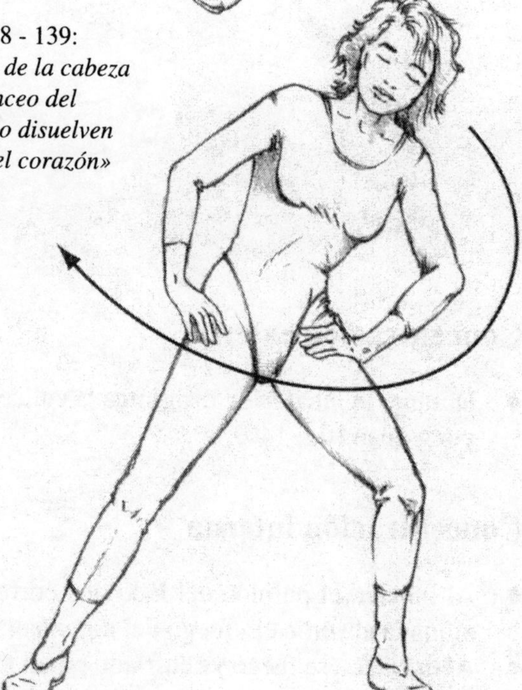

Fig. 138 - 139:
«*Oscilación de la cabeza
y balanceo del
fundamento disuelven
el fuego del corazón*»

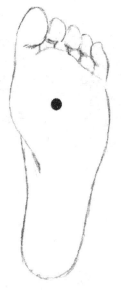

Fig. 140

Resultados energéticos

◆ Se llama «fuego del corazón» el síndrome provocado por la agitación, el estrés, la precipitación, los desórdenes emocionales, las conmociones afectivas. Ese «fuego del corazón» se observa con mucha frecuencia entre los ajetreados «civilizados» que somos nosotros.

◆ Esos síntomas del «fuego del corazón» son consecuencia de una depleción del «yin del corazón» cuyas primeras manifestaciones hallamos en la agitación, la ansiedad, la angustia, la irritabilidad, el insomnio (y otros trastornos del sueño, como las pesadillas), las palpitaciones o los episodios de taquicardia, la transpiración y el calor en las palmas de las manos y las plantas de los pies, los acaloramientos intermitantes con sed y mal sabor de boca.

Efectos

◆ La práctica regular de este cuarto ejercicio apacigua el «fuego del corazón», disminuye el yang, nutre el yin, sosiega el cuerpo y el espíritu, y corrige todos los síntomas enumerados en el apartado anterior.

71. Quinto movimiento:
«Volver la vista atrás previene las cinco debilidades y las siete llagas»

Descripción

◆ Tras la serie anterior regresamos a la postura inicial.

◆ Sin girar la cintura ni el pecho, volvemos la cabeza a la izquierda cuanto nos sea posible; luego, cuando hayamos alcanzado el límite de la rotación cervical, la prolongamos con la del raquis echando el hombro izquierdo hacia atrás, pero sin que la pelvis acompañe dicho movimiento.

◆ Seguidamente completamos con una muy ligera rotación final de las caderas a la izquierda para permitir que la vista se dirija hacia atrás. La cabeza ha girado sobre un eje perfectamente vertical; la mirada se dirige en horizontal hacia el infinito, y ha descrito un ángulo exacto de 180° con respecto a la postura inicial (fig. 141).

◆ Cuando giramos la cabeza a partir de la postura inicial, la mirada va acompañando siempre de frente, hasta llegar al punto en que deben volverse los ojos un poco más a la izquierda para contemplar el giro de 180°.

◆ Retornar despacio a la postura inicial, la mirada siempre acompañando de frente al movimiento; éste se realizará rectificando primero la pelvis, luego los hombros y por último el cuello.

◆ Seguidamente realizamos el mismo ejercicio a derechas, y efectuaremos varias repeticiones alternando una a la izquierda, otra a la derecha (fig. 142).

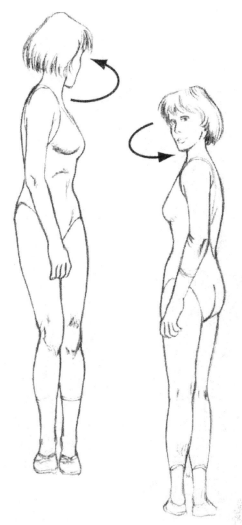

Fig. 141: *«Volver la vista atrás previene las 5 debilidades y las 7 llagas»*

◆ La torsión hacia atrás debe ser lenta; emplearemos en ella unos 15 segundos, y otros tantos para retornar a la postura normal.

◆ Inhalar antes de iniciar el giro, exhalar al tiempo que volvemos la cabeza, inhalar mientras volvemos a la postura normal, y así sucesivamente.

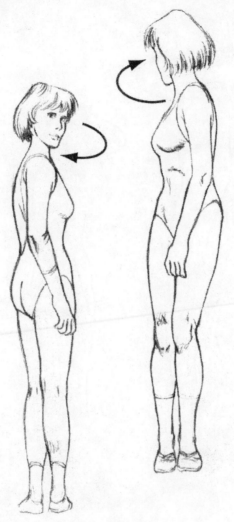

Fig. 142

Concentración externa

♦ En la postura inicial y durante la inhalación la concentración se fija en el dan tian (fig. 143).

♦ Durante el giro y mientras exhalamos el aire, la concentración se dirige en principio al perineo, al punto hui yin (fig. 144), y luego a los yong quan de ambos pies.

♦ Cuando recuperamos la postura inicial, durante la inhalación, nos concentramos de nuevo en el dan tian.

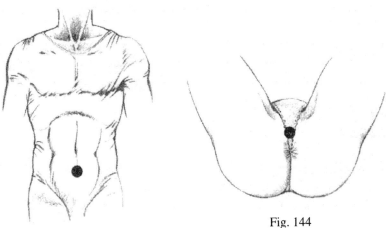

Fig. 143

Fig. 144

Concentración interna

◆ Al volvernos hay que tener presente que dejamos salir las cinco causas de debilidad de los órganos y las siete heridas emocionales susceptibles de perturbar nuestro cuerpo energético.

◆ La expresión de las cinco debilidades alude a las enfermedades de los cinco órganos: hígado, corazón, bazo, pulmones y riñones. El viento, el calor, la humedad, la sequedad y el frío son las energías climáticas que perjudican a esos órganos, por este mismo orden. Los excesos con los alimentos ácidos, amargos, dulces, picantes o salados son también causa, en este caso dietética, de anomalías en los órganos correspondientes.

◆ Las siete llagas son las siete emociones fundamentales: la cólera, el júbilo excesivo, la pena, la tristeza, la desesperación, el temor y el pánico, todas las cuales se ceban en los diferentes órganos manifestándose en forma de trastornos psicosomáticos.

Aclaraciones

◆ Mientras nos volvemos exhalamos el aire y la concentración pasa del dan tian al hui yin y luego a los yong quan. El espíritu conduce el Qi, o dicho de otro modo, con el espíritu derivamos el Qi del dan tian a tierra con objeto de eliminar el Qi perjudicial o viciado, el contaminado por las cinco debilidades y las siete llagas psíquicas.

◆ Al mismo tiempo se concentra el espíritu para alejar esas causas de perturbación. La mirada dirigida al infinito ayuda a pensar que esas perturbaciones abandonan el organismo.

Efectos

◆ La gran reputación de este ejercicio se debe sin duda a la regulación de la región cervical y del bulbo raquídeo, en donde se encuentran los centros de control de los sistemas nerviosos simpático y parasimpático.

◆ Este ejercicio vigoriza la musculatura cervical, previene las afecciones de las vértebras y tonifica los músculos oculares.

◆ Entre sus efectos figura también el de tonificar la circulación cerebral mediante un masaje fisiológico de la circulación carotídea y sobre todo de la vértebro-basilar. Los beneficios de este ejercicio interesan sobre todo a los hipertensos, a fin de paliar el peligro de apoplejía, o bien cuando se trata de combatir las secuelas de un accidente vascular cerebral.

72. Sexto movimiento:
«Tocar los pies con ambas manos vigoriza la cintura y los riñones»

Descripción

- A la postura inicial.
- Inhalar y elevar los brazos lateralmente por encima de la cabeza, hasta enfrentar las palmas de las manos (fig. 145 a).
- Volver las palmas hacia delante (fig. 145 b) y exhalar al tiempo que se dobla el busto, la espalda recta, la cabeza alineada con ella y los brazos formando prolongación de la espalda (fig. 146).
- Las rodillas se flexionan ligeramente; cuando la espalda ha concluido su descenso las puntas de las manos tocan por debajo los dedos de los pies y termina la expulsión del aire (fig. 147).
- La espalda adopta su curvatura natural.
- Sin cambiar de postura y sin soltar los dedos de los pies, inhalamos y ahora estiramos las rodillas y rectificamos la columna vertebral para que la espalda quede plana; rectificamos las cervicales y hacemos tensión hacia la parte superior del cráneo para poner en línea cervicales y dorsales (fig. 148).
- Al exhalar relajamos la tensión dorsal y recuperamos la verticalidad; los brazos quedan a los costados, con las palmas hacia abajo como si estuvieran «refrenando dos tigres» (fig. 149).
- Inhalar y repetir varias veces este ejercicio.

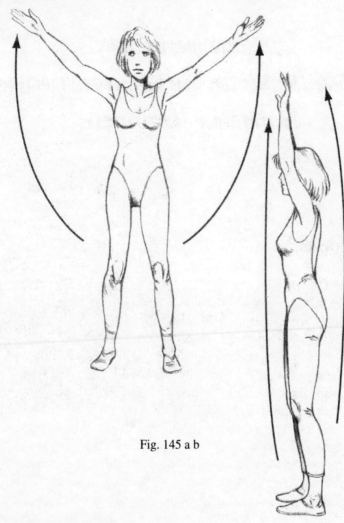

Fig. 145 a b

Precauciones

◆ Las personas que padecen hipertensión o aterosclerosis deben alzar la cabeza cuando se inclinen hacia delante, y no prolongarán demasiado el ejercicio.

Concentración externa

◆ Al inhalar y elevar los brazos se dirige al ming men (fig. 150).
◆ Al bajar las manos hacia los pies y exhalar, la concentración se vuelve hacia el punto hui yin del perineo.

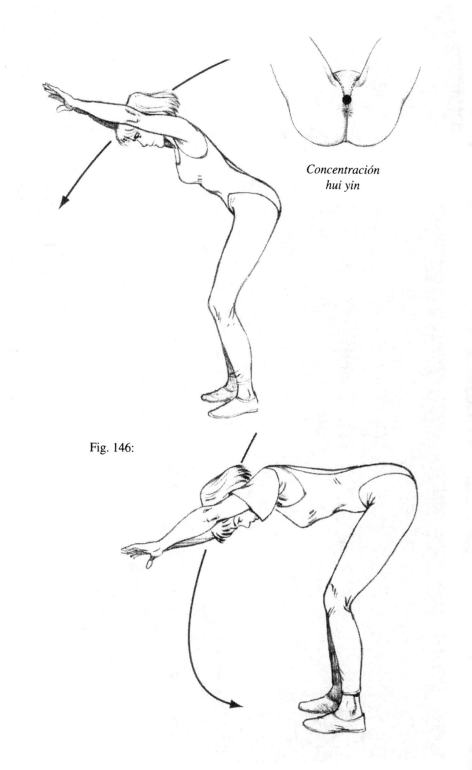

Concentración
hui yin

Fig. 146:

205

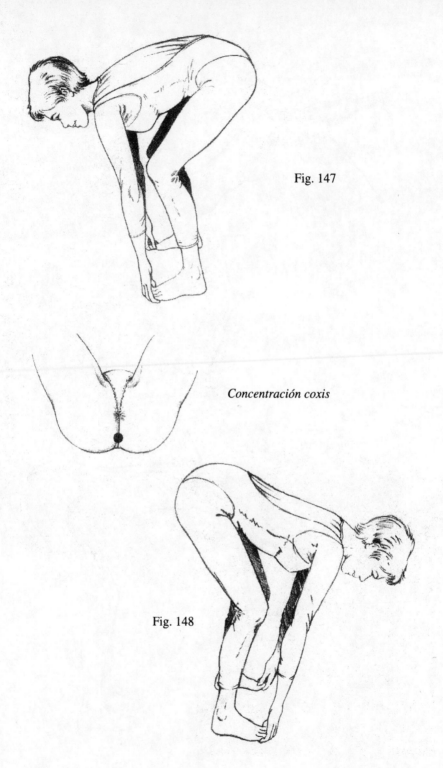

Fig. 147

Concentración coxis

Fig. 148

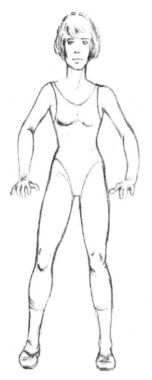

Fig. 149

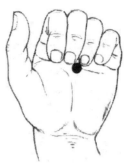

Concentración lao gong

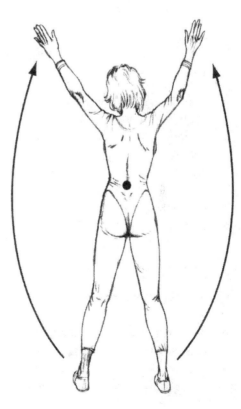

Fig. 150

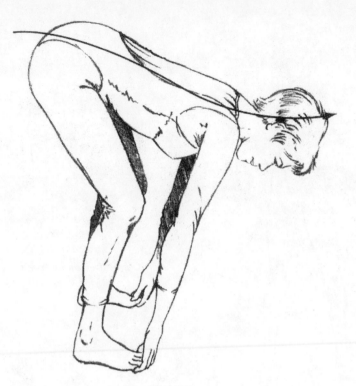

Fig. 151

◆ Cuando los dedos tocan los pies, nos concentraremos en el chang qiang (que corresponde precisamente al extremo del coxis).
◆ Mientras, inclinados hacia delante, inhalamos y rectificamos la columna vertebral, los dedos de las manos sujetando por debajo las puntas de los pies, estiramos las cervicales y dirigimos la concentración desde la punta del coxis hacia la cima del cráneo (bai hui) para que la energía se encamine a dicho punto (fig. 151).
◆ Cuando recuperamos la vertical y exhalamos, nos concentramos en los lao gong.

Concentración interna

◆ Mientras estamos inclinados, con la columna estirada y la concentración exterior totalmente dirigida a la línea de la punta del coxis a la cima del cráneo, trataremos de notar la subida de la energía por la médula espinal y hasta el cerebro.

Efectos

◆ Este ejercicio estira los músculos de la cintura y de la región lumbar.

◆ Fortalece el meridiano dai mai (de la cintura) que abarca todos los meridianos.

◆ Fortalece los riñones por la acción de masaje y por mejorar la circulación de la energía en ellos.

◆ Actúa como preventivo del lumbago.

◆ Mejora las funciones renal y suprarrenal.

Efectos energéticos

◆ La energía vital jing se almacena en la región renal, punto ming men. Dirigimos la concentración sucesivamente a ming men, hui yin y chang qiang, lo cual se describe como «invocarla en su lugar de residencia y hacer que descienda».

◆ Al inhalar y concentrarnos en la cima del cráneo visualizamos la médula espinal y el cerebro, a fin de favorecer la subida de dicha energía jing por la médula; se trata de la energía nutricia del sistema nervioso y con dicha acción obtenemos los efectos siguientes:

● Regenerar el eje cerebro-espinal.

● Favorecer la regulación del sistema nervioso.

● Mejorar el tono cerebral.

● Aumentar la facultad de vigilancia.

● Y también la memoria y la concentración.

● Por último, mejoramos la calidad del sueño.

73. Séptimo movimiento:
«Puños cerrados y ojos flamígeros aumentan la fuerza muscular»

Descripción

◆ Este ejercicio coincide en algunos movimientos con el de la segunda pieza de brocado.

◆ Partiendo de la postura anterior, separamos algo más la pierna izquierda para adoptar la «postura del jinete».

◆ Doblar los brazos y posicionar los puños cerrados sobre la cintura, los dorsos de las manos vueltos hacia abajo.

◆ La vista se dirige hacia el frente, los ojos bien abiertos.

◆ Inhalar el aire: los puños siguen cerrados, los brazos se elevan cruzados delante del pecho, el antebrazo izquierdo más próximo al cuerpo, al tiempo que nos elevamos sobre las piernas (fig. 152).

◆ Exhalar el aire: desplegar el brazo izquierdo con extensión hacia el costado izquierdo, acompañado de contracción del brazo y puño firmemente apretado; el círculo formado por el pulgar y el índice queda mirando al cielo. Al mismo tiempo volvemos la cabeza hacia la izquierda, y llevamos el puño derecho, también firmemente apretado y en la misma postura que al comienzo, hacia la cintura, echando atrás el codo.

◆ Simultáneamente flexionamos las piernas, descendemos muy bajo y con la vista lanzamos una mirada encendida, amenazadora..., es decir, propiamente flamígera (fig. 153).

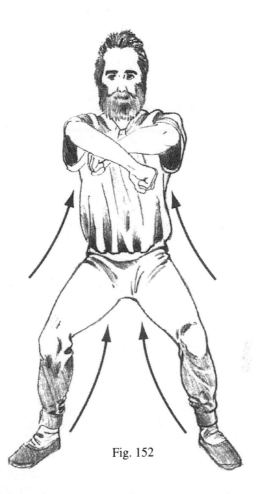

Fig. 152

◆ Inhalar el aire: se distiende la mirada y también los músculos de los brazos, se abren los puños, se relaja el brazo derecho, nos elevamos sobre las piernas, volvemos la cabeza al frente.

◆ Descolgamos los brazos para elevarlos en seguida nuevamente cruzados sobre el pecho, los puños otra vez cerrados; esta vez será el antebrazo derecho el que se posicione más próximo al cuerpo.

◆ Exhalar el aire: continúa el movimiento pero ahora la extensión afecta al brazo derecho y la cabeza se vuelve hacia la derecha (fig. 154).

◆ Repetir varias veces el ciclo.

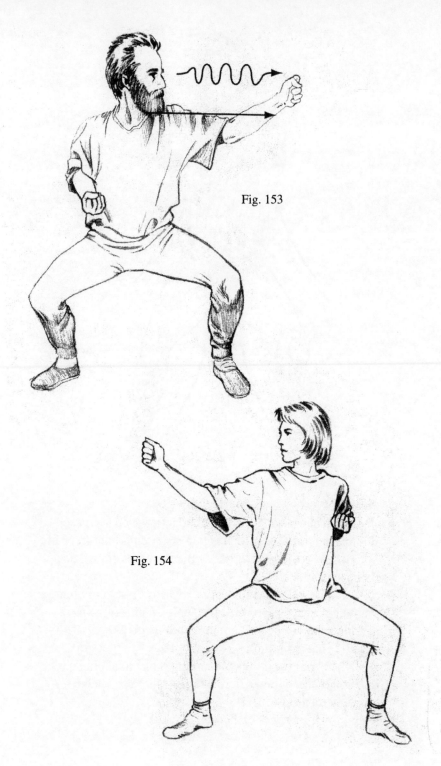

Fig. 153

Fig. 154

Concentración externa

◆ Se dirige a la contracción de los músculos y a la mirada flamígera mientras se expulsa el aire.
◆ Sobre la distensión general mientras se inhala el aire.

Concentración interna

◆ Sobre la energía que se encamina hacia la superficie por efecto de la contracción muscular y la mirada.

Resultados energéticos

◆ Cuando actuamos sobre los ojos y los músculos, repercutimos en el Qi del hígado que «ensancha el yang y despliega el yin».
◆ En consecuencia, se obtiene una regulación de toda la energía procesada durante los ejercicios anteriores, transmitiéndola a los músculos para reforzar la energía li qi de éstos.

Efectos

◆ Refuerza los músculos.
◆ Estimula el córtex cerebral.
◆ Estimula el sistema nerviosa vegetativo.

74. Octavo movimiento: «Elevarse sobre la punta de los pies regula los seis meridianos mayores»

Descripción

◆ Al término de la serie anterior regresamos a la postura de inicio, las piernas juntas (fig. 155).

◆ Mantener bien alineados el cuerpo y la cabeza.

◆ Inhalar el aire, elevarse poco a poco sobre las puntas de los pies empujando con la cima del cráneo hacia el cielo.

◆ No hay que elevar el mentón, sino al contrario, debe retraerse ligeramente, casi como si quisiéramos levantar algún peso con la cabeza (fig. 156).

◆ Permanecemos de dos a tres segundos en esta postura, mientras prestamos atención al estiramiento de toda la columna vertebral.

◆ Exhalar el aire y descansar poco a poco las plantas enteras en el suelo.

◆ Las repeticiones serán siete.

Concentración externa

◆ Sobre el estiramiento del raquis y de la cabeza.

Concentración interna

◆ Sobre la energía que se eleva en el cuerpo y pone en vibración la columna.

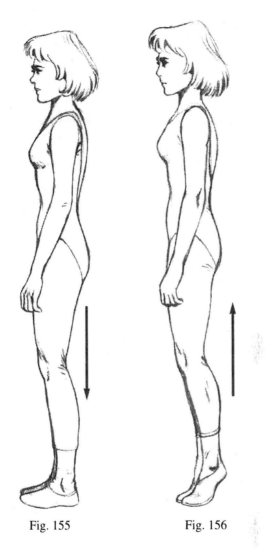

Fig. 155   Fig. 156

Efectos energéticos

◆ Sobre los 12 meridianos comunicados de dos en dos y que ponen en relación lo alto y lo bajo, los pies y la cabeza, formando seis pares. Los meridianos de los miembros inferiores se movilizan en virtud de la elevación sobre las puntas de los pies, mientras que los meridianos de los miembros superiores se activan por el hecho de empujar con la cabeza hacia arriba; de tal manera que resultan estimulados los 6 meridianos mayores, más o menos como una goma elástica que se estira y luego se relaja.

◆ La energía queda repartida en todo el organismo, por consiguiente, entre los cinco órganos y las seis vísceras, gracias a la mediación de los 6 meridianos mayores.

Efectos

◆ Fortalece todo el cuerpo.
◆ Lo equilibra.
◆ Los chinos afirman que este ejercicio cura «las 100 dolencias».

75. Beneficios de las ocho piezas de brocado

Estos ocho ejercicios forman un todo

◆ El primero tiene la misión de movilizar la energía de arriba abajo y de abajo arriba en el organismo, así como la de armonizar los tres hogares.

◆ Le sigue el segundo, que vigoriza la región renal y sobre todo refuerza la energía vital que heredamos con el nacimiento.

◆ El tercero regula el aparato digestivo y el centro de asimilación de la energía telúrica.

◆ El cuarto regula la distribución de la energía y de la sangre en todo el organismo por medio de los pulmones y del corazón.

◆ El quinto confiere flexibilidad a la columna vertebral gracias al movimiento en espiral sobre sí misma, sobre todo en el plano cervical, como cuando se retuerce una bayeta para escurrirla; al mismo tiempo se obtiene la concentración del espíritu para expulsar todas las energías viciadas que son causa de trastornos físicos y morales. Estas energías «sucias» se devuelven a la Tierra.

◆ El sexto ejercicio aporta al sistema nervioso la abundante energía vital acumulada en la región renal y potenciada por los movimientos precedentes, en especial los del ejercicio segundo. Esta energía vital jing alimenta la médula y el cerebro, potenciando sus facultades y permitiendo realizar sus posibilidades latentes.

◆ El ejercicio séptimo reconduce la energía interior tomándola de su depósito más íntimo y precioso, la médula espinal, para fortalecer lo exterior, los músculos y los tendones. La finalidad de

217

este ejercicio consiste en reforzar la arquitectura muscular, pero también se trata de recuperar la vinculación con la tierra, el arraigo en lo concreto, tras haber viajado por los dominios sutiles de la energía jing y de la médula.

◆ Finalmente, el octavo y último ejercicio reparte en todo el organismo y armoniza la energía procesada por medio de los meridianos.

76. Manera de practicar los ocho tesoros

◆ Todos los movimientos deben practicarse en ayunas, o bien a la máxima distancia temporal posible de las comidas.

◆ El momento más propicio es por las mañanas, inmediatamente después de levantarse.

◆ Podemos practicar estos movimientos antes o después que la postura de «abrazar el árbol»; es indiferente porque lo uno no depende de lo otro.

◆ El ritmo de la práctica queda también a criterio personal y depende de dos factores: la respiración, y la finalidad que se persigue.

◆ La ejecución debe ser lenta, de manera que permita la concentración, pero no tanto que nos veamos obligados a forzar la respiración, con lo que se instauraría la fatiga.

◆ A respiración más lenta, gestos más armoniosos y concentrados.

◆ No obstante, se nos ofrece esta opción:

● Practicar los gestos de una manera más rápida y dinámica, con lo cual tonificamos la estructura, es decir la constitución física.

● O hacerlo de manera lenta, muy concentrada e interiorizada. En este caso los resultados energéticos serán más intensos y notables.

◆ La cantidad de repeticiones de cada movimiento depende del tiempo disponible.

◆ Habitualmente se recomiendan las series de 12 repeticiones; cuando se trata de movimientos que vayan seguidos de su simétrico, por ejemplo el de «apuntar al águila», serán 12 repeticiones a la izquierda y 12 a la derecha.

- La duración media de toda la rutina a base de series de 12 repeticiones será de 20 a 25 minutos. Ésta es la duración óptima, en el sentido de que se extrae un máximo de efecto en un mínimo de tiempo.
- En caso de apresuramiento, pueden abreviarse las repeticiones a seis por ejercicio, lo cual reduce la duración total a unos 15 minutos.
- Si, por el contrario, disponemos de tiempo suficiente para practicar y deseamos obtener cambios profundos en nuestro organismo y su régimen energético, es aconsejable seguir los métodos de entrenamiento de los adeptos chinos a las artes marciales con 24 repeticiones, que llevan la duración de los ejercicios a 45 minutos cada día.
- Cuando se opta por las sesiones breves, también es aconsejable tratar de profundizar los movimientos para averiguar hasta dónde podemos llegar en cuanto a las sensaciones y el conocimiento vivido de cada ejercicio. Se tiene la posibilidad de elegir un solo movimiento por sesión, pero practicándolos de 5 a 10 minutos. Hoy, por ejemplo, practicamos durante 10 minutos el movimiento primero, mañana el segundo, y así sucesivamente.
- Es una posibilidad provisional, aunque resulta más recomendable, como régimen asiduo y regular, la práctica de los ocho movimientos en una misma sesión, ya que todos se complementan los unos a los otros.
- Quienes tengan la perseverancia y la disciplina de practicar estas «ocho piezas de brocado» con regularidad, todos los días durante 20 minutos, alcanzarán su recompensa: al cabo de un mes el adepto desprende tal vitalidad, tal aplomo en su presencia física, tal vigorización de su aspecto, que sus familiares y amigos no dejarán de preguntarle, maravillados, a qué se debe tan extraordinario cambio.
- En cuanto a los enfermos, y aunque el entrenamiento no sea tan largo al principio, la práctica regular reforzará el dinamismo orgánico y mejorará su resistencia.

77. La respiración

1 ◆ La postura

Tenemos dos posturas sedentes:
- ◆ La del sastre, sobre un almohadón (fig. 157).
- ◆ Sobre una silla, las nalgas al borde, los muslos y las piernas en paralelo, los pies descansando de plano en el suelo y también paralelos (fig. 158). Bien estemos sentados sobre un almohadón o en una silla, la columna vertebral debe permanecer recta, la cabeza como colgando de un hilo sujeto del techo, el mentón ligeramente retraído. Los ojos están entornados de manera que los párpados filtren apenas un rayo de luz, la mirada se interioriza en el dan tian.

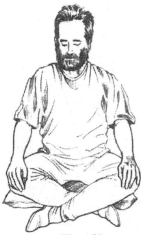

Fig. 157

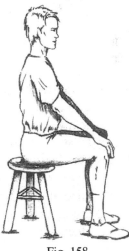

Fig. 158

221

2 ◆ Sentir a fondo el punto de arraigo

◆ Para centrar la respiración en el dan tian, ante todo se trata de localizar ese centro de gravedad; para ello puede servir el educativo siguiente: balancear el busto adelante y atrás unas veinte veces, tras lo cual oscilaremos otras veinte a derecha e izquierda, hasta notar conscientemente el punto fijo del bajo vientre que corresponde al dan tian.

3 ◆ Respiración

◆ Acto seguido procedemos a respirar utilizando toda clase de visualizaciones que nos convengan; aunque la primera y la más básica consiste en imaginar dicho centro como un pequeño globo que se infla y desinfla a compás de la respiración. Imaginamos que no son los pulmones quienes respiran, sino ese globo localizado en el vientre.

◆ Más adelante intentaremos delimitarlo mentalmente:
  • Por delante, la musculatura abdominal.
  • Por detrás, las vértebras lumbares y el sacro.
  • Por los lados, los costados.
  • Por abajo, el perineo.
  • Por arriba, un techo imaginario situado más o menos en el plano horizontal del ombligo.
  • Imaginamos el globo que se hincha y que ejerce presión sobre sus paredes, por delante, por detrás, por los lados, por arriba y por abajo (fig. 159).

4 ◆ Cómo progresar

1. La respiración lenta se realiza por la nariz tanto al inhalar como al exhalar.
2. Hay que dejar que se despliegue de manera totalmente natural; la atención se limita a identificar lo que sucede.
3. Al principio podemos forzar un poco los movimientos abdominales para descomponer el proceso en sus fases e ir tomando conciencia de él.
4. Todo debe suceder «como si» los pulmones no se llenasen: las

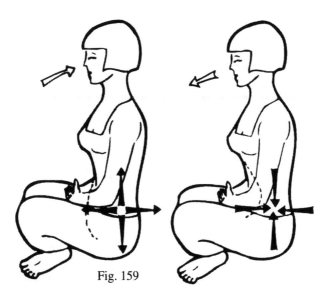

Fig. 159

costillas no se dilatan, o lo hacen el mínimo posible, y no hay que elevar las clavículas.

5. Una vez hayamos llegado a sentirnos cómodos durante todo el proceso, intentaremos prolongar la respiración cada vez más.

6. Para conseguirlo no se trata de controlarla sino de unirse mentalmente con ella, como si dijéramos; que lo mental, la conciencia, se aúne con la respiración.

7. Para intensificar el fenómeno de la respiración centrada en el dan tian podemos imaginar que el globo se dilata por efecto de un fuerte empuje del aire sobre sus paredes, o del Qi, durante la inhalación, y que al expulsar el aire, éste o la energía Qi se condensan o concentran en el interior del globo.

8. Hay que crear gradualmente la impresión de que el globo se infla poco a poco y luego se desinfla por sí solo, sin que parezca que respiramos activamente.

9. Para fijar la atención y para evitar que ésta divague (o nos quedemos dormidos), podemos contar el número de respiraciones. Un buen número es 36 respiraciones, pero también es posible comenzar de una manera más progresiva con 9 o 18 respiraciones.

10. Este recuento nos servirá asimismo para observar nuestros progresos. Miramos qué hora es y realizamos las 18 respiraciones, tras lo cual verificamos cuánto tiempo hemos necesitado. Más adelante, conforme transcurran las semanas de entrenamiento, intentaremos alargar el tiempo necesario para efectuar las 18 respiraciones.

5 ◆ ¿Por qué hay que respirar con el vientre?

Como ya hemos mencionado antes, los taoístas consideran que se localiza en el vientre la energía esencial, seminal y vital recibida por herencia genética del padre y de la madre, es decir la energía jing.

De ésta se alimenta el embrión durante la vida fetal, además de recibir la sangre de la madre por la arteria umbilical. Por cierto que el mismo ombligo se considera también como un dan tian y recibe secundariamente dicho nombre en los textos de acupuntura.

El recién nacido y el bebé durante los primeros meses de su desarrollo respiran más bien con el vientre: no hay más que verlos desnudos.

En el caso de los bebés nadadores, es decir los familiarizados con el medio acuático desde el nacimiento, se observa una respiración virtual con el abdomen como reflejo de supervivencia.

6 ◆ Papel de la energía jing

La energía vital o jing cumple las funciones siguientes:
◆ Mantener los procesos vitales de la existencia.
◆ Reparar el organismo fatigado.
◆ Reparar el organismo enfermo.
◆ Contrarrestar y hacer más lentos los procesos del envejecimiento. El gasto prematuro o exagerado de dicha energía por los excesos de actividad, el estrés, los abusos sexuales, el régimen de vida malsano, acarrea un envejecimiento prematuro.

7 ◆ Efectos de la respiración centrada en el dan tian

La práctica regular de esa respiración suscita efectos seguros:
◆ El cuerpo se caldea, la fatiga se disipa y cunde la sensación de tener las ideas más claras, menos necesidad de sueño, más tono vital. Esta respiración ha sido estudiada en China desde el punto de vista médico. En los enfermos, sobre todo, contribuye a reforzar y acelerar los procesos de la curación, especialmente por lo que se refiere a los estados de debilidad, fatiga, depresión, anemia, anorexia y deficiencia inmunitaria. Por otra parte, la res-

piración tiene efectos calmantes y relajantes, pudiendo ayudar a conciliar el sueño.

Se aconseja a los sujetos débiles, a los ancianos, a los convalecientes, a los enfermos, los recién operados y los paralíticos. Pero también es útil a quienes disfrutan de buena salud, teniendo presente que no se trata de una gimnasia cualquiera, sino que constituye la base de los ejercicios de Qi Gong taoísta en postura sedente, cuyos objetivos son espirituales.

8 ◆ La meta espiritual de la respiración centrada en el dan tian

No sería admisible que separásemos arbitrariamente de su objetivo espiritual la finalidad de la regeneración física del organismo por el aumento del jing obtenido gracias a la respiración centrada en el dan tian. En el taoísmo el desarrollo espiritual tiene como precondición la buena salud del cuerpo físico; hay que mantenerla a fin de poder purificar la propia energía y conducir ésta a su transformación, espiritual en principio, y que tal vez podríamos describir como «adquisición de un suplemento de alma».

La operación espiritual se describe como un proceso alquímico cuyo crisol es precisamente el dan tian; la respiración abdominal es el fuelle que atiza el fuego y hace posible la transmutación. La materia alquímica o dan no es otra sino la energía jing que el adepto haya atesorado con anterioridad gracias a los ejercicios de Qi Gong y muy particularmente a la postura de «abrazar el árbol».

Este proceso alquímico puede desarrollarse de dos maneras:

◆ Visualizaciones centradas en el dan tian durante el ejercicio respiratorio.
◆ La respiración embrionaria.

9 ◆ Las visualizaciones centradas en el dan tian

◆ Una vez familiarizados con la respiración por el dan tian y cuando sepamos mantener largas inhalaciones y exhalaciones sin fatigarnos, así como largas sesiones sin distraernos ni quedarnos dormidos, emprenderemos este proceso de visualización:

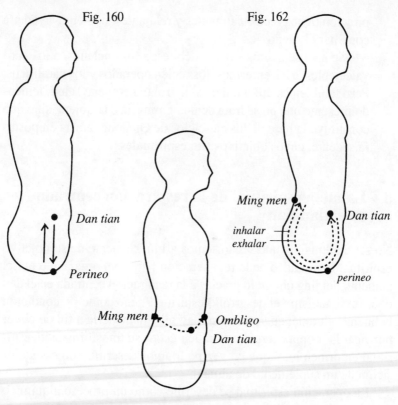

Fig. 160

Fig. 162

Dan tian

Perineo

Ming men

Dan tian

inhalar

exhalar

perineo

Ming men Ombligo

Dan tian

Fig. 161

◆ Imaginamos el globo o bola del dan tian, luminosa o no, y la visualización nos permitirá captar mentalmente su desplazamiento.

10 ◆ Primera visualización

◆ Inhalar, que la bola descienda hacia el perineo.
◆ Exhalar, que suba de nuevo hacia el dan tian.
◆ De esta manera realizaremos varias decenas de respiraciones (fig. 160).

11 ◆ Segunda visualización

◆ Inhalar, la bola va al ombligo.
◆ Exhalar, la bola describe un semicírculo y se dirige hacia la región lumbar, hacia la misma altura del ombligo, encontrando allí el punto ming men.
◆ Inhalar, la bola regresa al ombligo describiendo el mismo semicírculo en sentido contrario.
◆ De esta manera realizaremos varias decenas de respiraciones (fig. 161).

12 ◆ Tercera visualización

◆ Inhalar, la bola va al perineo desplazándose por debajo de la epidermis, pasa por la punta del coxis y sube por detrás, del coxis al ming men.
◆ Exhalar, la bola baja del ming men al coxis y vuelve a subir por delante hasta el dan tian, pasando por el perineo.
◆ De esta manera realizaremos varias decenas de respiraciones (fig. 162).

13 ◆ Cuarta visualización

◆ Al inhalar imaginamos una espiral cuyo centro sea el dan tian y cuyos bucles vayan abriéndose en un plano horizontal paralelo al suelo, a la altura del dan tian, ensanchándose cada vez más hasta abarcar el cuerpo, el entorno que nos rodea, el cosmos.
◆ Al exhalar, regreso en sentido contrario hasta concluir en el centro.
◆ De esta manera realizaremos varias decenas de respiraciones (fig. 163).

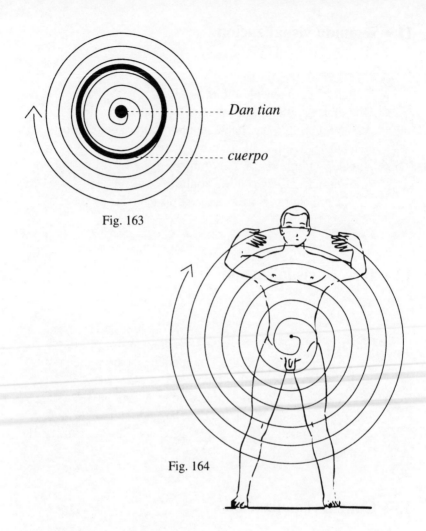

Dan tian

cuerpo

Fig. 163

Fig. 164

14 ◆ Quinta visualización

◆ Inhalar, imaginar una espiral como la anterior pero que se desarrolla en un plano perpendicular al suelo y que incluye, por tanto, el eje vertical. Esta espiral se dilata como en la visualización anterior.

◆ Exhalar y retornar al centro.

◆ De esta manera realizaremos varias decenas de respiraciones (fig. 164).

15 ◆ Efectos de las visualizaciones

En general, mientras practicamos tal o cual visualización puede instaurarse algunas de estas sensaciones, o varias: calor, picores, pesadez, destellos luminosos, imágenes, visiones.

Indican que el proceso de estímulo, de aumento del capital energético jing se ha puesto en marcha o, como se dice en alquimia taoísta, hemos «encendido el fuego».

Existe una infinidad de técnicas de visualización de este tipo: todas ellas responden a la misma finalidad.

El primer resultado positivo se notará directamente en el plano físico y energético: mejor tono vital, más resistencia al esfuerzo y a la fatiga. En el camino espiritual de los ejercicios taoístas, no es más que una primera etapa.

Cuando «el fuego esté encendido», intervendrán otros ejercicios a fin de transmutar la energía jing en la energía espiritual o Shen.

Una observación importante: no hay que buscar la aparición de las sensaciones descritas por sí mismas, puesto que sólo son indicios de que se está cumpliendo el trabajo. Cada vez que nos dispongamos a iniciar una sesión de entrenamiento, la mente debe situarse en un plano totalmente neutro, absteniéndose de juzgar ninguna sensación, cualquiera que ella sea.

78. Consejos prácticos

1. Usar prendas de algodón y evitar las de fibra sintética. Que sean holgadas y de tejido suave.
2. Nos quitaremos el reloj y las pulseras, collares, etc., que puedan molestar.
3. A los que usan gafas, se les aconseja que se las quiten para practicar.
4. En invierno, calcetines gruesos o zapatillas de gimnasio y calentadores.
5. Nos rodearemos de un ambiente tranquilo y exento de estrés auditivo intenso (teléfonos, timbres, etc.).
6. No se practicará en tiempo de tormenta, ni bajo soles demasiado ardientes, ni bajo lluvias torrenciales.
7. Nos orientaremos hacia el sur, o bien hacia el este, o bien hacia la ventana, cualquiera que sea la orientación de ésta.
8. Las mejores horas para practicar: por la mañana al levantarnos, o bien entre las 11 y las 13, o entre las 23 y la una de la madrugada (horario solar).
9. Aunque de hecho, la mejor hora es la más cómoda y que mejor convenga a cada uno.
10. Respetar la digestión; no practicar hasta que haya transcurrido al menos una hora desde la última comida.
11. Es mejor ducharse antes que después.
12. No practicar jamás en presencia de fiebre aguda.
13. Sosegar el espíritu y no iniciar la sesión si nos hallamos presa de emociones demasiado violentas.
14. Practicar con regularidad, es decir todos los días, es el secreto del éxito.

79. Sesiones propuestas

N° 1

Noveles, practicantes con prisas

Por la mañana:

◆ Masaje; 7 min
◆ Abrazar el árbol: 10 min
◆ Ba Duan Jin: 15 min, es decir cinco repeticiones por ejercicio

Por la noche:

◆ Respiración centrada en el dan tian hasta un recuento de 20 respiraciones

Entendiendo por repetición una vez los ejercicios sencillos, o una vez a la izquierda y una vez a la derecha los simétricos.

N° 2

Convalecientes, personas enfermas, débiles, ancianas o inválidas

El mismo programa del N° 1, pero aumentando en un min cada tres días la postura de abrazar el árbol, tras empezar con tres min el primer día.

De no resultar posible la práctica de esta postura por grave debilidad, reuma incapacitante, imposibilidad de ponerse de pie, etc., se realizará:

◆ Masajes: 12 min
  (más largos, prolongados y repetidos)
◆ Abrazar el árbol: 15 min
  (en visualización)
◆ Respiración centrada en dan tian dos a tres sesiones de 20 respiraciones repartidas en toda la jornada, o una sesión de 50 respiraciones

Personas entrenadas, motivadas, deseosas de alcanzar resultados

Por la mañana:

- ◆ Masaje: 7 min
- ◆ Abrazar el árbol:
  10 min pasando a 15, luego 20, luego 30 y 35, aumentando de cinco min en cinco min cada siete o 15 días
- ◆ Ba Duan Jin: 25 a 45 min es decir 12 o 24 repeticiones

Por la noche:

- ◆ Respiración centrada en dan tuan: recuento de 50 respiraciones

---

℮xiste un video con los ejercicios de este libro
Una hora de duración; precio: 205 F + 30 F de gastos de envío
para Europa, 45 F para Sudamérica.
Se pueden pedir al Institut Européen de Qi Gong
La Ferme des Vences - 13122 Ventabren
Tel. 33 4 42.92.56.10 Fax. 33 4 2.92.56.40

℮l Institut Européen de Qi Gong es una escuela de formación
para profesorado de Qi Gong que imparte cursos de tres años
(cuatro fines de semana + una semana en verano al año)

℮l instituto, asimismo, organiza seminarios y estancias en verano para difundir todo lo posible el Qi Gong

℮l director pedagógico del instituto es el doctor Réquéna.

Índice

Presentación

Los masajes

ABRAZAR EL ÁRBOL

LAS OCHO PIEZAS DE BROCADO

Otros títulos de la colección MASTERS/SALUD:

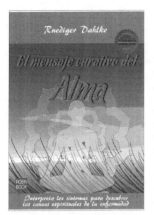

EL MENSAJE CURATIVO DEL ALMA
Ruediger Dahlke

Cómo interpretar los síntomas para descubrir las causas espirituales de la enfermedad.
Junto a detallados análisis de las más diversas enfermedades y su significado para el afectado, Dahlke se ocupa muy detalladamente de cómo tratar cada una de ellas. Así, el médico y psicoterapeuta describe en este libro una gran cantidad de cuadros patológicos concretos con el objetivo de ayudar al lector a leer e interpretar sus propios síntimas y establecer con posterioridad la relación con las causas espirituales de la enfermedad. Se trata de un libro irreemplazable, muy adecuado como obra de consulta y para le estudio profundo de la interrelación entre cuerpo y alma.

· Las enfermedades leves de la piel como los hongos o las verrugas.
· Cómo interpretar los síntomas de numerosos trastornos de la salud.
· Un estudio del cáncer desde sus vertientes fisiológica, cultural y social.
· Los problemas glandulares como el hiper y el hipotiroidismo.
· Las afecciones relacionadas con la columna vertebral, los vicios posturales, las escoliosis y las lesiones espinales.

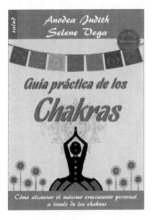

GUÍA PRÁCTICA DE LOS CHAKRAS
Anodea Judith y Selene Vega

La recuperación de la mente, el cuerpo y el espíritu a través de los chakras.
Un libro sumamente práctico que nos ofrece gran número de ejercicios físicos, técnicas de respiración, medtaciones, visualizaciones, ejercicios de autoexploración y autoconocimiento para equilibrar, restaurar el funcionamiento correcto de los chakras y descubrir cómo se manifiesta en todos los aspectos de nuestra vida cotidiana.

· Cómo aliviar algunos trastornos físicos, como el estreñimiento, la anorexia o las afecciones de garganta.
· Cómo lograr una perfecta correspondencia entre cada uno de los chakras principales.

· Cómo aprender a abrir y cerra los chakras, lograr un perfecto equilibrio entre los chakras superiores e inferiores y remover los bloqueos energéticos.
· De qué manera puede alcanzarse una sexualidad más plena e íntimamente relacionada con la emotividad.
· Qué alimentos, priedras preciosas o animales se relacionan con cada uno de los chakras principales.
· Cómo lograr un desarrollo armónico de las energías ascendentes y descendentes para alcanzar la plenitud funcional.

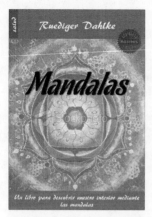

MANDALAS
Ruediger Dahlke

Un libro para descubrir nuestro interior mediante la meditación y el dibujo y coloreado de los distintos mandalas.

Mandala significa círculo y es el símbolo de lo infinito, lo eterno y lo divino que hay en el interior de todo ser humano. Esta obra constituye una guía práctica en la que, a través de ejercicios de meditación, iluminación y coloración, cada persona elabora sus propios mandalas, descubriendo así su particular camino hacia la pauta primordial de la existencia. Se trata, por tanto, de un libro que no habla sobre mandalas, sino que se expresa a través de ellos.

· Ejercicios para aumentar la capacidad de percibir la realidad oculta y subyacente a los mandalas.
· Potenciar y estimular nuestros resortes emocionales más íntimos: la intuición, la creatividad, la emotividad.
· Cómo reconocer la realidad esencial del mandala a través de las culturas y de las manifestaciones de la naturaleza.
· Conocer la historia y orígenes de los mandalas, integrándolos en nuestra existencia mediante ejercicios prácticos.
· Saber cómo conjugar las terapias occidentales con el pensamiento oriental.

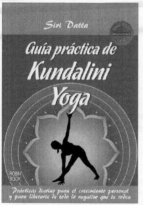

GUÍA PRÁCTICA DE KUNDALINI YOGA
Siri Datta

Prácticas diarias para el crecimiento personal y para liberarte de todo lo negativo que te rodea.

El kundalini yoga es una poderosa herramienta para enfrentarse al ritmo de vida moderno, superar las barreras personales y mantenerse en forma. Su éxito radica en la rapidez con la que se observan los beneficios de su práctica. Por eso, está especialmente recomendado para personas que tienen poco tiempo, debido a sus numerosas tareas y responsabilidades cotidianas. Un método sencillo y revolucionario, que combina las posturas y el dinamismo del yoga tradicional con diversas técnicas y meditaciones.

Este libro, ameno y riguroso, le introducirá, paso a paso, en la práctica del kundalini yoga. Contiene valiosos consejos de prestigiosos profesionales, como Yogui Bhajan, así como numerosos ejercicios, ilustrados con fotografías, que le proporcionarán una sólida base para entender y experimentar este sagrado arte. En poco tiempo, sus enseñanzas pueden ayudarle a:

· Eliminar las tensiones y el estrés.
· Potenciar la concentración y tomar las decisiones adecuadas.
· Recuperar la energía y mantenerse en forma.
· Combatir el asma, las adicciones, la depresión, la hipertensión o el insomnio.
· Cuidar su salud con un plan especial de belleza, alimentación y desintoxicación.

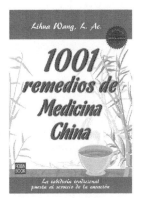

1001 REMEDIOS DE MEDICINA CHINA
Lihua Wang, L. Ac.

Más de 1.000 remedios de la medicina tradicional china; un tesoro de información diaria.

Acné, manchas en la piel, ansiedad, estrés, dolor de espalda, cataratas, colesterol alto, hipertensión, cólicos, estreñimiento, alopecia, piel seca, impotencia, úlceras, herpes, incontinencia urinaria... ¿Sufre alguna dolencia crónica? ¿La medicina alopática no consigue frenar su enfermedad? Con un lenguaje ameno, la autora ofrece los remedios de la medicina tradicional china que son fruto de la experiencia y el conocimiento acumulado durante siglos:

· La alimentación más adecuada para combatir el acné, la bronquitis, la alopecia, la hipertensión, el colesterol alto, las úlceras, etc.
· El ejercicio más saludable para combatir el estreñimiento, el dolor cervical, la ciática o la acidez.
· Los remedios caseros para evitar resacas, manchas en la piel o durezas.

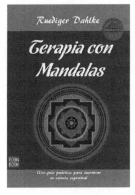

TERAPIA CON MANDALAS
Ruediger Dahlke

Descubra la sabiduría de los mandalas y su valor terapéutico en el camino de descubrimiento de la esencia vital

Tras el éxito de Mandalas (Robinbook), Ruediger Dahlke nos ofrece ahora cientos de otros mandalas del mundo moderno que halló en su investigación y que permanecían inéditos hasta hoy. Además, el autor ha querido divulgar las experiencias terapéuticas que fue adquiriendo en su estudio de los mandalas, algo que supone una novedad respecto al primer libro. Así, por un lado, propone la posibilidad de que el lector participe coloreando los dibujos del libro (algo común con su anterior obra) y, por otro, presenta una serie de ejercicios prácticos que conducen al lector a redescubrir su esencia interior.

· Descubra la presencia subyacente de los mandalas de la modernidad, tanto en el mundo de la cultura como en la naturaleza.
· Potencie su uso como psicoterapia natural.

46. Relajación lumbar

◆ Elevamos los hombros y los relajamos súbitamente al tiempo que exhalamos el aire, lo cual ayuda a relajar la musculatura lumbar.

◆ Al flexionar las rodillas prestamos atención a no elevar las nalgas, con lo cual mantenemos el coxis en postura vertical y el sacro en línea con las vértebras lumbares. Las caderas están relajadas, las cabezas de los fémures bien asentadas en sus cuencas, lo cual inmoviliza las rodillas como si las hubiéramos atornillado en esa postura flexionada.

◆ A continuación hay que verificar que la musculatura lumbar se halle bien relajada. Para conseguirlo podemos imaginar que nuestra pelvis entera pesa 100 kg y que los músculos lumbares y de las nalgas no tienen fuerza suficiente para retenerla, de manera que optamos por soltarla.

◆ En estado de relajación lumbar total el coxis queda en posición vertical y desaparece la curvatura de las vértebras lumbares, es decir la lordosis. En estas condiciones todo el raquis queda en línea recta, vertical, perfectamente estirado.

◆ Se acusa la impresión de que la columna vertebral cae a partir de la cintura como una plomada, estirándose hacia abajo como si colgara del coxis un muelle que la atrajese hacia la tierra, aunque sin forzarla demasiado (fig. 87).

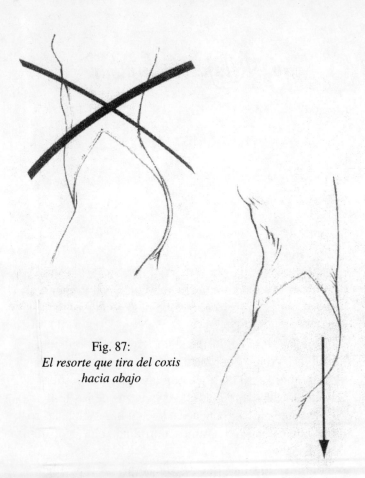

Fig. 87:
El resorte que tira del coxis
hacia abajo

Dos trucos para conseguirlo:

Como suele resultarle difícil al principiante la ejecución de la postura en general, sucede que la columna vertebral sigue arqueada y no desaparece la lordosis lumbar; al darse cuenta e intentar corregirlo, a veces se desvía de la posición correcta inclinándose hacia delante o hacia atrás.

Primer truco: Flexionar las rodillas y bajar con la columna vertebral recta, «hurtando» el coxis como si quisiéramos meterlo en un cajón. También podemos imaginar que estamos flexionando para sentarnos al borde de una silla, y que nos han retirado esa silla en el último momento dejándonos en equilibrio «sentados sobre el coxis» (fig. 88). Hay que evitar que el busto se incline hacia atrás, así como inclinarse hacia delante en busca del equilibrio. Esta visualización nos ayuda a comprender cómo la pelvis debe bascular un poco hacia